疼痛治療

Pain Treatment

における

貼付剤の
過去・現在・未来

監修

山口重樹

獨協医科大学医学部麻酔科学講座 主任教授

メディカルレビュー社

序

　整形外科医であったフランス王室公式外科医のAmbroise Paréは、16世紀に医師の心得として「to cure sometimes（時々治療する）、to relieve often（しばしば和らげる）、to comfort always（いつも癒す）」という言葉を残している。彼の言葉から痛みの治療について考えてみると、「侵襲的な治療は時々、薬物療法はしばしば、患者の痛みの訴えへの傾聴はいつも」と捉えることができる。要するに痛み治療における薬物療法の重要性が理解できる。

　痛み治療での薬物療法において、重要な選択肢が貼付剤である。日本薬学会では貼付剤を「布やプラスチックフィルムに有効成分と基剤の混合物を薄く延ばし、皮膚表面の患部または皮膚を通して局所患部へ有効成分を到達させる、皮膚に粘着させて用いる製剤」と解説している。貼付剤の歴史は古く、皮膚を介して薬が体内に吸収される経皮吸収システムの概念が確立され、痛み治療では内服以外の薬の投与経路としての重要性が増している。

　近年の経皮薬物送達システム（貼って皮膚から薬を送りこむ投薬方法、transdermal drug delivery system：TDDS）の開発は目まぐるしく、貼付剤には「経皮吸収型局所作用製剤（従来より湿布とよばれている製剤）」のみならず、「経皮吸収型全身作用製剤（パッチ、テープなどとよばれている製剤）」が広く臨床使用されるようになった。

　経皮吸収型局所作用製剤は、皮膚から組織中に薬物が移行することで貼った部位周辺に効果を発揮することから、患部への直接効果が期待できる、使用が簡便、全身性の副作用が起こりにくいなどのことが期待され、痛みの治療の第一歩といっても過言でない。経皮吸収型全身作用製剤は、薬物が皮膚組織の毛細血管に移行し、全身血流を循環することで、経口摂取せずに効果を発揮、製剤の投与や中断が簡便に行える、投与の有無を確認しやすい、比較的作用時間が長いなどの利点があり、その存在感は増している。

　『疼痛治療における貼付剤の過去・現在・未来』と題した本書では、疼痛治療における貼付剤の歴史と基礎、がん疼痛と慢性疼痛における臨床について、痛みの専門医が長年の経験をもとにわかりやすく解説した。是非、本書を痛みという身近な訴えにかかわるすべての医療者に、貼付剤という身近な存在による痛み治療の可能性を再考するための参考書としていただきたい。

獨協医科大学医学部麻酔科学講座　主任教授

山口　重樹

目次 Contents

疼痛治療における貼付剤の過去・現在・未来

序 ……………… ⅲ

監修・執筆者一覧 …………… ⅷ

第1章 **疼痛治療における貼付剤の歴史** …………… 1

はじめに …………… 2

古代～中世の貼付剤の歴史 …………… 3

　1) 古代メソポタミア …………… 3

　2) 古代バビロニア …………… 3

　3) 古代ギリシャ～アレキサンドリア …………… 3

日本の貼付剤の黎明期 …………… 5

　1) 奈良時代 …………… 5

　2) 平安時代 …………… 6

　3) 戦国時代 …………… 6

　4) 江戸時代 …………… 7

　5) 江戸時代中期～明治時代 …………… 8

　6) papから巴布へ …………… 8

break time① …………… 8

break time② …………… 10

日本の貼付剤の過渡期
　　(サリチル酸製剤含有、日本製泥状パップ剤の誕生) …………… 11

成形パップ剤 (第一世代、外用刺激型) の誕生 …………… 11

　1) 成形パップ剤の開発 …………… 12

　2) 冷感タイプと温感タイプの開発 …………… 14

　3) 冷感タイプと温感タイプの成分 …………… 14

　4) 一般用医薬品から医療用医薬品へ …………… 15

成形パップ剤 (第二世代、NSAIDs) の誕生 ……………… 16

1) 第二世代 (経皮吸収型局所作用製剤) の開発 …………… 16

2) 第二世代 (経皮吸収型局所作用製剤) の主な貼付剤の種類 …………… 16

3) 経皮吸収型消炎鎮痛薬の有効成分による分類 …………… 17

プラスター剤 …………… 17

1) プラスター剤 (テープ剤) の特徴 …………… 17

2) 経皮吸収型消炎鎮痛薬の剤形による分類 …………… 18

全身作用型 (経皮吸収型製剤) の登場 …………… 18

1) 経皮吸収型強オピオイド製剤 …………… 19

2) 経皮吸収型弱オピオイド製剤 …………… 19

3) 経皮吸収型NSAIDs製剤 …………… 20

第2章　疼痛治療における貼付剤の基礎 …………… 21

貼付剤の分類 …………… 22

1) 局所に作用する貼付剤 …………… 22

2) 全身に作用する貼付剤 (経皮吸収型製剤) …………… 24

経皮吸収のメカニズム …………… 26

1) 皮膚の構造 …………… 26

2) 薬物の皮膚透過 …………… 26

3) 経皮吸収速度と吸収量 …………… 26

4) 貼付部位と皮膚への影響 …………… 30

疼痛治療に用いられる貼付剤 …………… 31

1) フェンタニル …………… 31

2) ブプレノルフィン …………… 36

3) ジクロフェナクナトリウム …………… 38

第3章　がん疼痛と貼付剤 ……………… 47

がん疼痛とフェンタニル製剤 ……………… 48
1) フェンタニルクエン酸塩の特徴 ……………… 48
2) がん疼痛治療におけるフェンタニル製剤の位置付け ……………… 48
3) フェンタニル製剤のエビデンスレベル ……………… 50

デュロテップ®MTパッチ ……………… 51
Case study
1. 内服困難症例 ……………… 54

フェントス®テープ ……………… 55
Case study
1. 内服困難、オピオイドナイーブの症例 ……………… 58
2. 患者背景にあわせた症例（在宅療養に向けて）……………… 60

ジクトル®テープ ……………… 62

ジクトル®テープとフェントス®テープの併用の可能性 ……………… 65
Case study
1. 耳下腺がんに対し化学療法、放射線治療中の症例 ……………… 65
2. 前立腺がんで入院加療中の症例 ……………… 67
3. 肺がん術後、転移性脳腫瘍再発の症例 ……………… 69
4. 多発性骨髄腫で入院加療中の症例 ……………… 71
5. 中咽頭がんで化学療法中の症例 ……………… 73
6. 膀胱がん、多発骨転移で入院加療中の症例 ……………… 76

おわりに ……………… 78

第4章 慢性疼痛と貼付剤 ·············· 81

慢性疼痛に使用可能な貼付剤の種類 ·············· 82
    1) 経皮吸収型消炎鎮痛薬 ·············· 83
    2) 経皮吸収型強オピオイド製剤 ·············· 83
    3) 経皮吸収型弱オピオイド製剤 ·············· 85

慢性疼痛に対する貼付剤の使い分け ·············· 85
    1) 経皮吸収型消炎鎮痛薬 ·············· 87
    2) フェンタニル (フェンタニルクエン酸塩) 経皮吸収型製剤 ·············· 88
    3) ブプレノルフィン経皮吸収型製剤
            (ノルスパン®テープなど) ·············· 91
    4) ジクロフェナクナトリウム経皮吸収型製剤
            (ジクトル®テープ) ·············· 93

    Case study
      1. 軽度腰椎側弯の症例 ·············· 95
      2. 股関節手術後の症例 ·············· 97

薬物療法の限界 ·············· 98

おわりに ·············· 101

索引 ·············· 104

監修・執筆者一覧

監修

山口　重樹　獨協医科大学医学部麻酔科学講座 主任教授

執筆者（執筆順）

藤井　宏一　獨協医科大学医学部麻酔科学講座 准教授
高薄　敏史　獨協医科大学医学部麻酔科学講座 准教授
白川　賢宗　獨協医科大学医学部麻酔科学講座 講師
木村　嘉之　獨協医科大学医学部麻酔科学講座 准教授

第 **1** 章

疼痛治療における
貼付剤の歴史

第 1 章

疼痛治療における貼付剤の歴史

藤井 宏一
獨協医科大学医学部麻酔科学講座 准教授

はじめに

　われわれ日本人は打撲や捻挫を患った際、まずは湿布剤を貼ろうとするのではないだろうか。薬局では多種類のover the counter drug（OTC）薬を購入でき、病院などでも頻繁に処方される。メントールの香りがする白くて分厚くて貼ると冷たい昔ながらのパップ剤から、薄くて匂いも少なく肌色で目立たない、関節面に貼っても伸びて剥がれにくいテープ剤もある（写真1）。大きさもさまざまで、温感タイプから冷感タイプまであり、有効成分もサリチル酸製剤や非ステロイド性抗炎症薬（non-steroidal anti-inflammatory drugs：NSAIDs）を配合しているなど、多彩な種類が存在し、テレビCMを目にしない日がないくらいに宣伝されている。海外に例をみない日本特

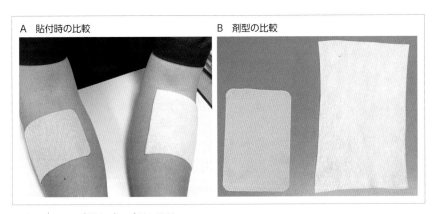

写真1 ｜ テープ剤とパップ剤の比較
A、Bともに左がテープ剤、右がパップ剤。

有の製剤で、日本文化の1つといってもよいほどに広く普及している。貼付剤は痛くつらいときに貼るだけの手軽さとその効き目から、鎮痛薬の1つとして今やさまざまな国々で使用され、世界に羽ばたく医薬品といえるほどの活躍をしている。本稿では、そのような鎮痛を目的とする貼り薬の変遷、歴史について概説する。

古代～中世の貼付剤の歴史[1]

1) 古代メソポタミア

メソポタミア地方 (現在のイラク辺り) のニップルから出土した粘土板には、文明最古の処方箋が刻まれている。表面に楔形文字が刻まれており、「シュメールタブレット」または「ソレイタブレット」とよばれている。紀元前3000年頃、この地に文明を築いたシュメール人の医師によって楔形文字で記されたもので、文明史上最も古い内服薬や湿布剤の作り方が粘土板に記されている。写真2は佐賀県鳥栖市にある中冨記念くすり博物館に所蔵されている複製で、本物はフィラデルフィア博物館にある。内服薬のところに、「薬草粉末をビールに混ぜて飲ませる」などの記載もあり、ビールが作られていたことにも驚かされる。また、「生薬をどろどろの粥状にして木の葉に包み患部を覆った」などの記述がみられ、これらは現在のパップ剤、貼付剤を意味することから、外皮用薬は少なくとも紀元前3000年頃には使用されていたことになる。

2) 古代バビロニア

紀元前1000年頃のバビロニアの粘土板には、軟膏 (poultice) や硬膏 (plaster) などの記述が残されている。この時代、呪術的宗教儀式とともに治療が行われており、すりつぶした食用植物に、水やシナモンの汁、牛乳などを混ぜて練ったものを皮膚に貼っていたとされている。

3) 古代ギリシャ～アレキサンドリア

悪魔や呪いが病気の原因と考えられていた時代が長くあったが、古代ギリシャでは医療を科学的思考のもとで行うための下地ができつつあった。文化的な背景から哲学が育まれ、ソクラテスやプラトン、アリストテレスなどの哲学者が活躍した時代でもある。

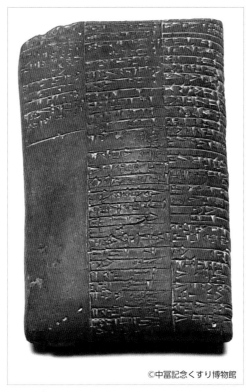

写真2 | 「シュメールタブレット」の複製

　古代ギリシャでは、さまざまな大戦が勃発しており、大勢の兵士が負傷していた。また、当時は古代オリンピックが開催されるなど、スポーツも盛んに行われていた。このような背景から、負傷に対する治療の1つとして、痛みや腫れの治療に塗り薬や貼付剤などの外用剤が使用されていた。なお、外用剤には主に水・酢・酒・油などが用いられていたことがわかっている（写真3）。

　古代ギリシャ時代には湿布剤や罨法剤（あんぽうざい）を意味するfomentation、1世紀初頭のアレキサンドリアではパップ剤を意味するcataplasmsが同義の製剤として登場した。パップ剤、プラスター剤という言葉もこの古代ギリシャ時代に生まれたと考えられている。なお、パップは泥または泥状を、プラスターは石膏を意味し、その違いは水分の有無である。

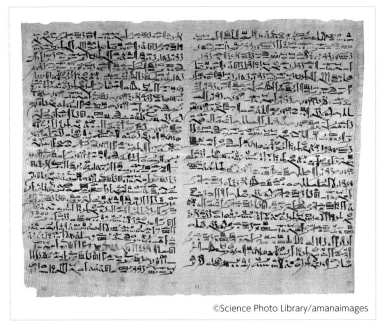

©Science Photo Library/amanaimages

写真3 | 古代ギリシャの医療パピルス
湿布剤や蜂蜜の塗布に関する記載がある。

日本の貼付剤の黎明期[1]

1) 奈良時代

　わが国では、日本最古の歴史書であるとされる『古事記』[*1]に、「蒲の花穂（カスイ）の黄色い花粉（蒲黄：ホオウ）を止血のために傷口に塗布した」との記述がある[2]。

　『古事記』の挿話の1つである「因幡の白兎」には、蒲黄が薬草として登場する。現在でもヒメガマ（ガマ科）の成熟花粉を乾燥させて粉末状にした「蒲黄」という漢方薬があり（図1）、外傷や火傷の外用薬として用いられている。

[*1] 太安万侶が編纂し、和銅5（712）年に元明天皇に献上した上中下の3巻からなる、わが国現存最古の歴史書。

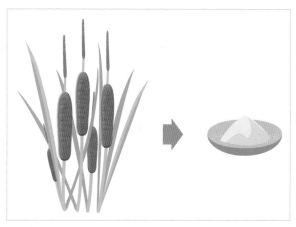

図1 ヒメガマと蒲黄

2) 平安時代

　わが国に現存する最古の医学書である『医心方』(全30巻、984年) に、「生地黄 (ショウジオウ) という植物性の生薬を細かく割り、竹簡*2で覆ったものを患部に貼ると傷が癒える」との記載が残されており、これが外皮用薬に該当すると考えられる (図2)。『医心方』は平安時代中期の医博士・鍼博士である丹波康頼が中国の医学書を編纂して作成

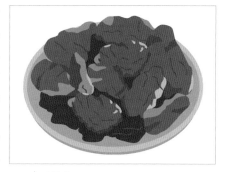

図2 生地黄

した。長らく宮中にあったが、室町時代に正親町天皇から典薬頭だった半井光成に下賜された。以後は同家に伝わったため「半井家本」とよばれる。丹波家の控えから写本したと伝わる「仁和寺本」が国宝に指定されている。

3) 戦国時代

　戦国時代では、数種類の生薬とごま油を混ぜ合わせて和紙に塗り、患部にあてて使用していた。なお、わが国の伝承薬である「金創膏」は芍薬 (シャクヤク)、桂皮 (ケ

---

*2　竹を薄く削った細長い札で、文字を記すのに用いられた。古代中国で使用され、絹布や紙が使用される以前の材料である。

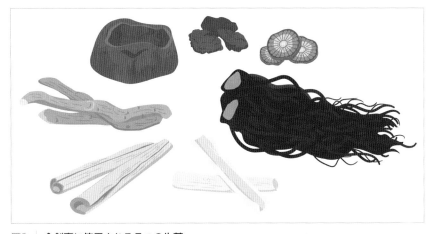

図3 | 金創膏に使用される7つの生薬

時計回りに地黄、漢防已、当帰、桑白皮、桂皮、芍薬、大黄。

イヒ)、大黄(ダイオウ)、地黄(ジオウ)、桑白皮(ソウハクヒ)、当帰(トウキ)、漢防已(カンボウイ)の7つの生薬で作られており、血行促進、消炎、鎮痛などの効果をもち、現在も使用されている(図3)。

4) 江戸時代

パップ剤[*3]について記されたわが国最初の文献は『遠西医方名物考』(1822〜1825年)である。その頃日本は鎖国をしていたが、長崎の出島は対外貿易窓として開かれていた。『遠西医方名物考』が記された時期は、オランダ商館医であり、鳴滝塾で西洋医学教育を行ったドイツ人医師シーボルトが来日した時期(1823年)と重なる。

ちなみにパップ(pap)は元はオランダ語で、パップ剤は「炎症、充血をとるために患部を温め冷やす療法に使う罨法剤」と定義されている。英語としても使用され、「病人や幼児用のお粥」などの意がある。欧州ではパンやオートミールに水や牛乳を混ぜ薬草を入れ、身体に塗ったものがパップとよばれるようになった。日本では近代の泥状パップ剤が登場する以前は、亜麻仁・芥子泥(からしでい)・鉛糖(えんとう)・大麦煎・ミョウバンなどを煮て粥状にしたものが用いられたと考えられている。つまり、パップ剤は漢方ではなく、西洋から派生したのである。

[*3] ここでのパップ剤は医薬品の粉末と精油成分を含み、湿布として使用する泥状の外用剤である。

5) 江戸時代中期[1, 3, 4]〜明治時代

　江戸時代中期になると、薬を作って各家庭へ売り歩く配置売薬の産業が発達した。この産業は富山で始まり、奈良（大和）、滋賀（近江）、佐賀（田代）でも行われていた。これらが日本の四大売薬である。その1つである田代（現 佐賀県鳥栖市）で、明治時代後期の1903（明治36）年に久光兄弟合名会社（現 久光製薬株式会社）から貼り薬の「朝日万金膏®」が発売された。数種類の生薬とごま油を混ぜたものを和紙に伸ばして貼るタイプで、当時は延べ膏薬とよばれた。しかし、独特の匂いがあるほか、剥がすときに黒褐色の薬が肌に残ったり、汗で流れたり、下着に黒色が付着してしまうなどの課題もあった。

　そのほか、昭和時代初期には、別府温泉の坊主地獄の噴き上がる熱泥からヒントを得た「玉盛シンセン」という、罨法と医薬品を合体させ水分を大量に含んだ泥状パップ剤があった。

6) papから巴布へ

　明治から大正時代にかけての民間療法をまとめた『家庭における実際的看護の秘訣』（1925年）、通称「赤本」のなかで、「皮膚に貼る」療法として罨法や湿布を使用した方法がいくつも紹介されている。「巴布（はっぷ）というのはうどん粉でもご飯でもできます。之はよく煮て軟らかい団子にし、布片に包んで一寸位の厚さに平たくして、患部に当てます」という記述にもある通り、オランダ語のpapから「巴布」が当て字にされたと考えられ、後に日本薬局方に収載された白陶土巴布剤（カオリンパップ）につながっている。

---

break time ①

- -

● 近代の泥状パップ剤

　泥状パップ剤は大正時代から薬として登場し、健康保険法（現在の国民皆保険）の開始と同時に保険適用された。20世紀になると貼付剤に大きな変化が起こり、昭和時代初期には水分を多く含んだ泥状のパップ剤が誕生した。それまで使われていたメリケン粉、玉葱、パン、牛乳などの食品類を原料としたものは姿を消した。

米国で開発された「白陶土巴布剤（カオリンパップ）」が1934年に日本薬局方に収載された。カオリンとは吸着性のある粘土・白陶土で、その名称は中国の景徳鎮陶磁器の原料産地である高嶺（カオリン）山に由来する。カオリンパップは、吸着性の高いカオリンを主成分とし、脱水した濃グリセリンの水分吸収性と乾燥遅延性を付与し、消炎鎮痛成分としてサリチル酸メチル、ハッカ油などを配合した、水を含まない泥状のパップ剤である。布に塗りのばして患部に貼付するため1日数回の交換が必要で、大変手間がかかった。

● パップ剤戦争

昭和時代に入るとカオリンパップを巡り、泥状パップ剤の販売競争が勃発した。1918（大正7）年に三共株式会社（現 第一三共株式会社）は米国から泥状パップ剤のアンチフロヂスチンを輸入販売した。これが大ヒットしたため、1927（昭和2）年に株式会社塩野義商店（現 塩野義製薬株式会社）がエキシカ、1928（昭和3）年には株式会社武田長兵衛商店（現 武田薬品工業株式会社）がホスビンを販売開始した。激しい販売競争となったため、仲介役による話し合いがもたれた。結果はエキシカとホスビンからそれぞれ2字をとり、エキホスという新しい商品名をつけて両社ともに製造を続けるということであったが、第二次世界大戦で原料のグリセリンが手に入らなくなり、いつしか姿を消してしまった。販売競争が勃発するほど、パップ剤には需要があったということだろう。

● 罨法、湿布、パップ剤

罨法とは「乾湿両様の冷・温熱刺激を病巣局所もしくは全身的に与えることにより、循環系や神経系に影響を及ぼし、これにより病気の好転、自覚症状の軽減を図ること」と定義される。例えば、冷罨法なら冷湿布や氷嚢、氷枕などがあり、温罨法なら温湿布や蒸気浴、湯たんぽがある。また、湿布の定義は「冷または温水を布に浸し、病巣局所に貼付し油紙などで覆って被包すること」とある。大雑把な理解としては、まず大きな枠で「罨法」という括りがあり、その内部に「湿布」、さらにその内部に「パップ剤」という括りに整理される。

● 泥状パップ剤の系譜

パップ剤の歴史を振り返ると、古代欧州に起源し、西洋の治療法の伝来や米

国との物流を経て、中国を組み入れて成立したという構図がみえてくる。これは、洋の東西を問わずさまざまな文化を吸収していった日本と似たところがあるといえる。痛みを感じる部位に薬を貼ることは安心感につながり、日本文化の「手当て」にも通じることから、わが国ではパップ剤が進化し、醸成されていったのかもしれない。

break time ②

● サリチル酸の発見について

　古代ギリシャのヒポクラテスは、セイヨウシロヤナギ（Salix alba）の樹皮を発熱やリウマチの痛みの治療に使用していたと伝えられている（図4）。

　1830年にフランスの薬学者アンリ・ルルーが柳から解熱成分（サリチル酸の配糖体）を分離してサリシンと命名したといわれている。1838年にイタリアの化学者ラファエレ・ピリアがサリシンから無色の針状でない結晶を分精製し、サリチル酸と命名したといわれている（図5）。

　1852年にドイツの化学者ガーランドが初めてサリチル酸を合成し、サリチル酸は解熱鎮痛薬として用いられたが副作用として強い胃腸障害が生じたた

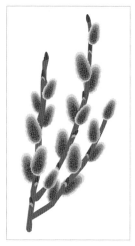

図4 ｜ セイヨウシロヤナギ

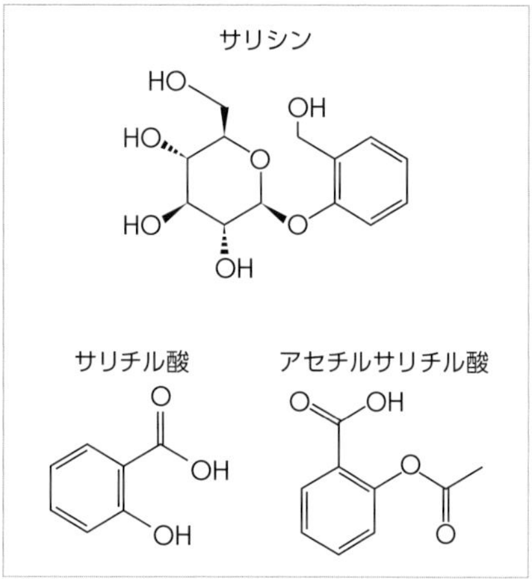

図5 ｜ サリシン、サリチル酸、アセチルサリチル酸の構造式

め、バイエル社のフェリックス・ホフマンが副作用の弱い薬を創薬した。ホフマンは1897年に初めてアセチルサリチル酸の人工合成に成功し、1899年に消炎鎮痛薬アスピリンとして商標登録し発売した（図5）。1971年に英国の薬理学者ジョン・ベインがアセチルサリチル酸の作用がプロスタグランジン産生抑制であることを解明した。パップ剤に使われるサリチル酸メチルはサリチル酸とメタノールを脱水縮合したエステルであり、サリチル酸メチル製造は比較的容易だった。

日本の貼付剤の過渡期（サリチル酸製剤含有、日本製泥状パップ剤の誕生）[1]

　1932（昭和7）年に第五改正日本薬局方にて「白陶土巴布剤」が収載された。これを受けて、生薬を使用していたこれまでの製品とは異なり、主成分に西洋薬であるサリチル酸メチルを配合した泥状パップ剤である白色貼付製剤が久光兄弟合名会社により開発され、1934（昭和9）年に発売された（写真4）。これまでのような独特な匂いはなく、さわやかなメントールの匂いで、皮膚に貼っても痕が残らず、綺麗に剥がれるタイプの商品であった。主成分のサリチル酸メチルと硬膏を意味するプラスターをヒントに「サロンパス®」という名称となった。そのほか、白色貼付製剤では鈴木日本堂のトクホンや天来本舗のテンライ®などの製品が販売された。これらは現代につながる医薬品として変化・発展していった。

成形パップ剤（第一世代、外用刺激型）の誕生[1]

　1970年代にこれまでの製品とは一線を画した貼付剤が誕生した。生薬を用いずサリチル酸誘導体を用いており、布と薬剤が一体化して簡単に使用できるように成形されたパップ剤である。1971年にサロンシップ®が消炎鎮痛湿布剤として発売された。そのほか、ゼノール®やパテックス®など、さまざまな商品が開発・販売されていった。これらの製品は、現代の製品の基礎となる技術が詰め込まれていることから、後

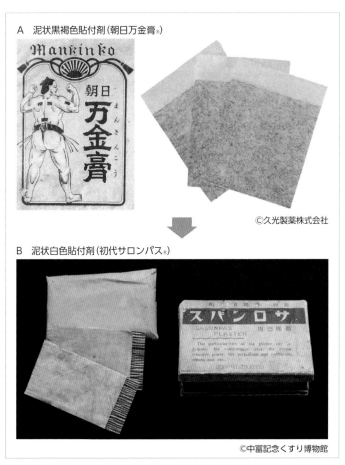

A　泥状黒褐色貼付剤（朝日万金膏®）

Mankinko

朝日万金膏

©久光製薬株式会社

B　泥状白色貼付剤（初代サロンパス®）

©中冨記念くすり博物館

写真4 │ 泥状貼付剤における剤形の変化
A：ごま油を含んだ鉛丹、B：サリチル酸メチル配合。

に成形パップ剤の第一世代とよばれた。冷感タイプか温感タイプか選べるため、刺激型ともよばれるようになった。

1) 成形パップ剤の開発

　1986年の第十一改正日本薬局方において「成形パップ剤」という公式名称が付けられた。この成形技術により、飛躍的に使いやすい製剤になったことが、現在のようにパップ剤が普及するきっかけの1つになったと考えられる。しかし、成形技術の

開発は困難を極め、1967年の薬価基準収載から約20年が経過していた。

①保形性

　泥状パップ剤はベトベトした泥状の製品を掻き回して均等にし、フランネルなどの厚手の綿布に伸ばして貼付した上に油紙で覆い、包帯や三角巾で巻いたため大変手間がかかった。また、きちんと均等に伸ばすのが難しかったり手に付着したりして、衣服が汚れるなど不便でもあった。剥がしたときに薬剤が皮膚に残ってしまったり、膏体がベタついて形が崩れたり、布のほうへ薬剤が染み出したり、汗で柔らかくなってだれてしまったり、夏と冬では形の保ち方が異なったりしていた。このような扱いづらさから、保形性に優れたパップ剤が望まれた。現在の成形パップ剤は、不織布などの支持体（バッキング）に展延し、膏体表面をプラスチックフィルム（ライナー）で被覆し、使用しやすい大きさに裁断した製剤であるため、前述のような状態になる製品はない。

②保水性

　泥状パップ剤は3〜4時間で乾燥してしまうため、1日に数回も貼り替える必要があった。これに対して成形パップ剤は、50％程度の多量の水分を保持しなければならないため柔らかくなり、しっとりした付け心地となる。そのためには、柔らかい膏体を安定させ、かつ、有効成分を含有させたうえで、布に均一に塗布する製造技術が必要である。

③簡便性

　泥状パップ剤を使用するには、ヘラやガーゼ、油紙、包帯、はさみなどの道具と、膏体を柔らかい布に伸ばす技術や手間、時間などが必要であった。さらに揮散性の高い精油成分を使用しているため、有効成分が揮散することで不良品へ変質してしまうこともあった。現在の製品は患部に簡単に貼付や剥離することができるうえ、皮膚への粘着性とフィット感にも優れている。これにより、医療者の「手当て」にも通じるとさえいわれるようになった。

④その他

　そのほかにも、製造時に有効成分とカオリンやゼラチンなどの水溶性高分子をよく混和することや、皮膚への密着性や粘着性、剥がしやすさなどの機能面をいかに成

り立たせるかなどの問題があった。

2) 冷感タイプと温感タイプの開発

成形パップ剤は貼付時の感覚によって、冷感タイプと温感タイプに分類される。

①冷感タイプ

局所刺激作用をもつdℓ-カンフル、ハッカ油、あるいはℓ-メントールと、経皮吸収されて消炎鎮痛作用をあらわすサリチル酸誘導体を含むものが主流である。水が揮発するときの冷却効果を期待し、急性炎症期に使用される。

②温感タイプ

トウガラシエキス（カプサイシン）またはチンキ、あるいはノニル酸ワニリルアミドは、皮膚の温感点を刺激する成分を含有し、実際の皮膚温度は上げないものの、温かい感覚を与える。慢性疾患や腫脹が緩解した後の炎症性疾患に用いられる。

3) 冷感タイプと温感タイプの成分
①メントール（ミント）

薄荷（ミント）から生成される揮発性の無色結晶ℓ-メントールの固体は薄荷脳（はっかのう）とよばれ、局所血管拡張作用、皮膚刺激作用などを有するため、医薬品に広く使用されている。漢名「薄荷」の由来は、ハッカ油は蒸留する葉の量に対してわずかな量しか採れないため、運搬の際に荷が少なくて済むという説や、肩に塗ると荷物を持った肩が軽く感じられたことによる説などがある。メントールを皮膚に接触させると冷やりとした感覚を得る。これは実際に温度が低下するためではなく、冷感を引き起こすtransient receptor potential melastatin 8（TRPM8）とよばれる受容体活性化チャネルをメントールが刺激するからである。

②カプサイシン

トウガラシの果皮に含まれる辛味成分であるカプサイシンが、同じファミリーのイオンチャネルであるtransient receptor potential vanilloid 1（TRPV1）を刺激して発熱感をもたらす。カプサイシンを皮膚に接触させると温かな感覚を得ることができるが、実際に温度が上昇するわけではない。

③dℓ-カンフル

 dℓ-カンフルはクスノキ(樟)の葉や枝などのチップを水蒸気蒸留して得られる結晶で、樟脳ともよばれる。血行促進作用や鎮痛作用、消炎作用などがあるため、主に外用医薬品の成分として使用されている。

 樟脳はcamphor(カンフルあるいはカンファー)とよばれ、ほかの精油から得られた結晶性テルペノイド化合物の総称としても用いられる。Camphor は「脳」と訳され、代表的なものにmint camphor(薄荷脳、メントール)がある。

 クスノキは日本では各地の神社などに植えられており馴染み深い。クスノキの葉や煙は防虫剤や鎮痛薬として用いられ、「薬の木」を語源とする説もある。クスノキ材は防虫効果があることから家具や仏像などにも古くから広く使われてきた。

 中枢神経興奮作用、局所刺激作用、防腐作用を有する樟脳(dℓ-カンフル)は、かつて蘇生薬として用いられていたことから、「だめになりかけた物事を蘇生させるのに効果のある措置」という意味で「カンフル剤」という言葉が使用されるようになった。

4) 一般用医薬品から医療用医薬品へ

 開発に15年の歳月を費やし、医療用標準処方製剤としてMS冷シップが1996年に発売された。しかし、第二世代であるNSAIDsを含有した成形パップ剤は、第一世代であるMS冷シップの発売より8年前の1988年に医療用としてすでに発売されていた。第一世代は冷感タイプと温感タイプがある刺激型とよばれる成形パップで、古くから存在し、根強い医療需要があった。発売が遅れた理由としては、大衆薬である一般用パップ剤には30種類を超える成分が含有されていたが、どの有効成分がどのように効いているのかが不明確なままであったなど、医療用製剤としてさまざまな問題がクリアできていなかった点にある。そのため、開発にあたっては、どの有効成分と濃度の組み合わせが最大の有用性を示すか、かつ安全性が高いかについて科学的に検討された。最終的には、MS冷シップのMSというネーミングに使われている代表的な有効成分であるサリチル酸メチル(methyl salicylate:MS)、ℓ-メントール、dℓ-カンフルの3種類に絞り、抗炎症作用と鎮痛作用を示す濃度にそれぞれ設定した。そして、その濃度が皮膚刺激を生じない安全域であることを確認して、ようやく医療用製剤として標準化することに成功した。ちなみに医療用では冷感タイプと温感タイプは8対2の割合で使用されている。

成形パップ剤（第二世代、NSAIDs）[1,4] の誕生

1）第二世代（経皮吸収型局所作用製剤）の開発

1980年代に入るとケトプロフェン、インドメタシン、フルルビプロフェンなどのNSAIDsが配合剤として研究開発されるようになった。経皮吸収治療システム（transdermal therapeutic system：TTS）を含む、薬物送達システム（drug delivery system：DDS）が注目されるようになり、国際的な開発競争が展開されていった。そしてNSAIDsの貼付剤が次々と承認され、成形パップ剤の第二世代が誕生した。

2）第二世代（経皮吸収型局所作用製剤）の主な貼付剤の種類

プロピオン酸系として①ケトプロフェン、②ロキソプロフェン、③フルルビプロフェンがあり、アリール酢酸系として①ジクロフェナク、②インドメタシン、③フェルビナクがある。

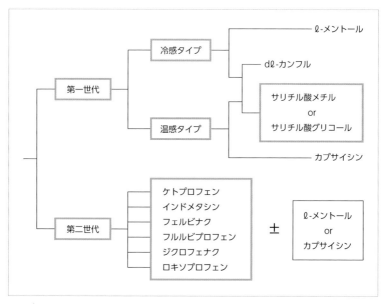

図6 ┃ 経皮吸収型消炎鎮痛薬の有効成分による分類

3) 経皮吸収型消炎鎮痛薬の有効成分による分類

図6を参照のこと。

プラスター剤[1,4]

1) プラスター剤 (テープ剤) の特徴

　成形パップ剤は水溶性高分子を主たる基剤構成成分とし、ジェル状の膏体に薬効成分以外に水やグリセリンといった液状の物質を多量に含んでいる (写真5-A)。プラスター剤 (テープ剤) は、薬効成分と粘着剤を混ぜ合わせてポリエチレンフィルムなどに薄く伸ばしたテープ状の湿布で、水分がないため湿布のように冷やさないことから、肩こり・腰痛などの慢性疾患の炎症緩和などによく用いられる (写真5-B)。プラスター剤の長所として、パップ剤と比べて粘着度が高いため貼ったときの違和感が少ないこと、柔軟性が高いため肘や膝などの関節部分にも使用できること、薬剤が水分を含んでいないため保温性に優れていることがあげられ、短所として、パップ剤と比べて薬剤の浸透率が若干低いことがあげられる。

　これらプラスター剤の長所と短所がはっきりとわかる製剤の1例として、モーラス®がある。モーラス®は1988年にケトプロフェン含有製剤として承認された。粘着性、伸縮性に優れた製品で、水分が揮発するときに熱を奪って患部を冷やし、消炎鎮痛成分が作用し痛みを緩和する効果がある。しかし、時間の経過とともに粘着力が落ち、特に関節付近では剥がれやすかった。これを受けて、1995年により粘着性を強

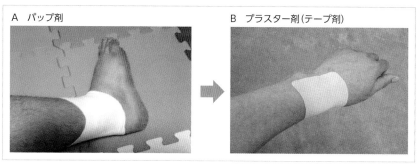

写真5 | パップ剤からプラスター剤へ

A　パップ剤

B　プラスター剤 (テープ剤)

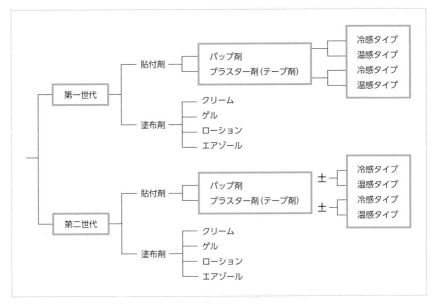

図7 ｜ 経皮吸収型消炎鎮痛薬の剤形による分類

第一世代：サリチル酸誘導体含有、第二世代：NSAIDs含有。
パップ剤よりもテープ剤のほうが、第二世代のNSAIDsだけの製剤よりも第一世代の外用刺激型のほうが、皮膚に影響が出やすく、かぶれやすいため注意が必要。

めたモーラス®テープが発売された。2つの製剤ができたことで、モーラス®は患部に熱をもつ急性疼痛に、モーラス®テープは腰痛など熱をもたない慢性疼痛に処方されるようになった。

2) 経皮吸収型消炎鎮痛薬の剤形による分類

図7を参照のこと。

全身作用型 (経皮吸収型製剤) の登場[1,4]

第十五改正日本薬局方［2016（平成18）年3月31日］から、「貼付剤」は「局所作用型外用剤」に限定されることになった。皮膚を通じて全身血流によって有効成分が送達される外用剤は「経皮吸収型製剤」として新たに分類された。

1) 経皮吸収型強オピオイド製剤

①フェンタニル経皮吸収型製剤 (デュロテップ®MTパッチなど)
②フェンタニルクエン酸塩経皮吸収型製剤 (フェントス®テープ)

　2008年に医療用麻薬製剤初の貼付剤として3日用製剤のデュロテップ®MTパッチ (フェンタニル貼付剤) が発売された。本剤はがん疼痛に適応され、その後2010年には中等度から高度の慢性疼痛が効能追加となった。

　2009年には、米国食品医薬品局 (FDA) が口腔内貼付剤Onsolis (フェンタニル口腔内溶解フィルム) を承認した。適応はがん疼痛に対する突出痛の管理である。

　さらに、2010年に1日用製剤のフェントス®テープ (フェンタニルクエン酸経皮吸収型製剤) が発売された (写真6)。当初、本剤はがん疼痛に対する適応のみだったが、2014年に中等度から高度の非がん性慢性疼痛が効能追加となった。なお、「フェントス®」の名前は、開発製造地である佐賀県鳥栖市とフェンタニルに由来する。

2) 経皮吸収型弱オピオイド製剤

①ブプレノルフィン経皮吸収型製剤 (ノルスパン®テープ) [5]

　2011年、ブプレノルフィンを含有する経皮吸収型持続性慢性疼痛治療剤ノルスパン®テープが発売された。本剤の適応は、非オピオイド鎮痛薬で治療困難な変形性関節症、腰痛症である。1回の貼付期間 (7日間) に安定した血中ブプレノルフィン濃度を保ち、持続的な鎮痛効果が得られると期待できる。

　TTSを用いた経皮吸収型製剤の登場により、鎮痛作用を有するNSAIDsを用いた保存療法でも治療困難だった腰痛症や、変形性関節症に伴う非がん性慢性疼痛の薬物治療が可能になった。

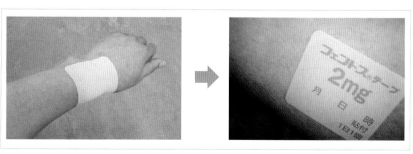

写真6　局所作用製剤から全身作用製剤へ

3) 経皮吸収型NSAIDs製剤

①ジクロフェナクナトリウム経皮吸収型製剤 (ジクトル®テープ)

　2021年にジクロフェナクナトリウム経皮吸収型製剤ジクトル®テープが発売された。がん疼痛に適応をもつ世界初のNSAIDs貼付剤である。本剤は1日用製剤で、1回2枚*4 (最大3枚) 貼付する。経皮薬物送達システム (transdermal drug delivery system：TDDS) 技術が用いられ、3枚貼付時のジクロフェナクの全身曝露量が同成分の徐放カプセル (ナボール®SRカプセル、ボルタレン®SRカプセル) と同程度に達するよう製剤設計されている。特に経口投与が困難となったがん疼痛患者への新たな選択肢となることが期待されるだろう。

　なお、本剤は2021年に腰痛症、肩関節周囲炎、頸肩腕症候群および腱鞘炎が効能追加された。1回1枚または2枚を1日 (約24時間) 毎に貼り替える。本剤がNSAIDsの経皮吸収型局所作用製剤 (第二世代) から経皮吸収型全身作用製剤 (第三世代?) の分岐点となるか、今後が期待される。

文献

1) 大野雅久. パップ剤－日本が育んだクスリと文化－. 東京：薬事日報社；2003.
2) 武田祐吉 (訳注). 中村啓信 (補訂・解説). 新訂古事記 付 現代語訳. 東京：角川書店 (角川日本古典文庫)；1977. p.43.
3) おぎのひとし (漫画). 望月恭子 (構成). 貼り薬のひみつ. 学研まんがでよくわかるシリーズ98. 東京：学研パブリッシングコミュニケーションビジネス事業室；2015.
4) 久光製薬株式会社 (編). 百七十年史. 福岡：久光製薬；2017.
5) ムンディファーマ株式会社. ノルスパン®テープ適正使用推進WEBサイト Norspan.jp. https://norspan.jp/system/noLogin (閲覧：2022-11-24)

---

*4　1枚＝ジクロフェナクナトリウム75mg

第 2 章

疼痛治療における
貼付剤の基礎

疼痛治療における貼付剤の基礎

高薄 敏史
獨協医科大学医学部麻酔科学講座 准教授

貼付剤の分類

　貼付剤は、皮膚に適用して、皮膚表面の患部または皮膚を通して局所患部へ有効成分を到達させる医薬品である。貼付剤は大きく分けて、1) 局所に作用する貼付剤、2) 全身に作用する貼付剤 (経皮吸収型製剤) に分類される。

1) 局所に作用する貼付剤

　局所に作用する貼付剤は主に消炎鎮痛薬とそれ以外 (ペンレス®テープ、ソフラチュール®など) に分類される。消炎鎮痛薬は、パップ剤 (水溶性高分子を主たる基剤構成成分とし、水の配合量が多い) とテープ剤 (親油性高分子を主たる基剤構成成分とし、可動部位の貼付に適する) があり[1]、それぞれ第一世代と第二世代に分類される (表1)。

①第一世代 (外用刺激型)

　第一世代は、サリチル酸メチルを使用した製剤である。冷感タイプと温感タイプに分類される。冷感タイプは ℓ-メントールを含有し、この ℓ-メントールによって、真皮から表皮に分布する自由神経終末に存在する温度感受性 transient receptor potential melastatin 8 (TRPM8) チャネルが刺激され、活性化温度閾値が上昇し、冷涼感が得られる[2,3]。また、温感タイプはトウガラシエキス (カプサイシン) を含有しており、カプサイシンが感覚神経に存在する transient receptor potential vanilloid 1 (TRPV1) 受容体を刺激することで、温感や血流増加が得られる[4]。しかし、冷感、温感いずれのタイプも皮膚深部温に影響は与えない (図1)[5]。

表1 局所に作用する貼付剤 (消炎鎮痛薬)

			含有成分	商品名
第一世代	パップ剤	冷	サリチル酸メチル dℓ-カンフル ℓ-メントール	MS冷シップ サロンシップ®
		温	サリチル酸メチル dℓ-カンフル トウガラシエキス	MS温シップ サロンシップ®温感
	テープ剤	冷	サリチル酸メチル dℓ-カンフル ℓ-メントール	サロンパス®
		温	サリチル酸メチル dℓ-カンフル トウガラシエキス	サロンパス®温感
第二世代	パップ剤	プロピオン酸系	ケトプロフェン	モーラス®パップ ミルタックス®パップ
			ロキソプロフェンナトリウム水和物	ロキソニン®パップ
			フルルビプロフェン	アドフィード®パップ ゼポラス®パップ ステイバン®パップ
		アリール酢酸系	ジクロフェナクナトリウム	ナボール®パップ
			インドメタシン	インサイド®パップ カトレップ®パップ イドメシンコーワパップ
			フェルビナク	セルタッチ®パップ
	テープ剤	プロピオン酸系	ケトプロフェン	モーラス®テープ
			ロキソプロフェンナトリウム水和物	ロキソニン®テープ
			フルルビプロフェン	ヤクバン®テープ ゼポラス®テープ
		アリール酢酸系	ジクロフェナクナトリウム	ナボール®テープ ボルタレン®テープ
			インドメタシン	カトレップ®テープ
			フェルビナク	セルタッチ®テープ

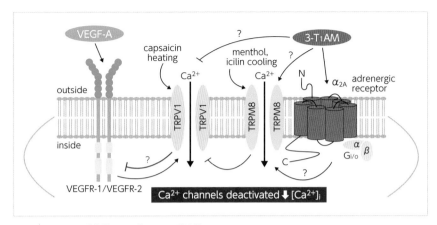

図1　TRPM8受容体およびTRPV1受容体

冷感タイプの湿布に含まれるℓ-メントールによってTRPM8受容体が活性化され、温感タイプの湿布に含まれるカプサイシンによってTRPV1が活性化され、細胞興奮をもたらす。
TRPM8：transient receptor potential melastatin 8、TRPV1：transient receptor potential vanilloid 1。

（文献5より引用）

②第二世代（経皮吸収型局所作用製剤）

　第二世代は、消炎鎮痛薬として非ステロイド性抗炎症薬（non-steroidal anti-inflammatory drugs：NSAIDs）を使用した製剤である。消炎鎮痛薬を皮膚から吸収させ、炎症組織の薬物濃度を高めることが可能で、内服による消化管への副作用を軽減させることができる。

2）全身に作用する貼付剤（経皮吸収型製剤）

　一般に経皮吸収治療システム（transdermal therapeutic system：TTS）ともよばれており、薬物貯蔵層に透過制御膜が施されているリザーバー型と、支持体、膏体（粘着剤＋薬物）、ライナー（剥離紙）で構成されるマトリックス型に分類される。わが国において疼痛治療に使用されている経皮吸収型全身作用製剤には、フェンタニル、フェンタニルクエン酸塩、ブプレノルフィンおよびジクロフェナクナトリウムがある（表2）。経皮吸収型全身作用製剤の利点、欠点について表3に示す。

　経皮吸収型製剤に適用される薬物の特徴として、初回通過効果を大きく受けてしまうことがあげられる。初回通過効果によって経口投与された薬物の大半が肝代謝を受けるため、薬物の生物学的利用率が著しく低下してしまう。経皮吸収型製剤

表2 わが国において疼痛治療に使用されている経皮吸収型全身作用製剤

表2 わが国において疼痛治療に使用されている経皮吸収型全身作用製剤

薬剤名		商品名・用量	貼付時間	適応症
フェンタニル	麻薬性鎮痛薬	デュロテップ®MTパッチ 2.1、4.2、8.4、12.6、16.8mg	72時間	持続性疼痛
		ワンデュロ®パッチ 0.84、1.7、3.4、5、6.7mg	24時間	持続性疼痛
		ラフェンタ®テープ 1.38、2.75、5.5、8.25、11mg	72時間	がん疼痛
フェンタニルクエン酸塩	麻薬性鎮痛薬	フェントス®テープ 0.5、1、2、4、6、8mg	24時間	持続性疼痛
		フェンタニルクエン酸塩1日用テープ0.5、1、2、4、6、8mg	24時間	がん疼痛
ブプレノルフィン	非麻薬性鎮痛薬	ノルスパン®テープ 5、10、20mg	7日間	持続性疼痛
ジクロフェナクナトリウム	非ステロイド性抗炎症薬 (NSAIDs)	ジクトル®テープ75mg	24時間	がん疼痛

表3 経皮吸収型全身作用製剤の利点と欠点

利点	欠点
1. 初回通過効果を回避し、生物学的利用率を確保できる。 2. 血中濃度が安定する。 3. 経口投与でみられる全身性副作用や胃腸障害などの回避。 4. 副作用発現時における使用中断が容易。 5. 嚥下困難患者に対する利便性。 6. 投与の視覚化が可能。	1. 効果発現に時間がかかる。 2. 皮膚の状態によって効果が不安定となる。 3. 投与できる薬の量が限られる。 4. 皮膚障害（接触性皮膚炎）の可能性がある。

はこの初回通過効果を回避し、生物学的利用率を向上させることが可能である。また、血中濃度が内服に比べ安定しやすい、あるいは嚥下困難患者への投与が可能といった数多くのメリットが存在し、高齢化社会におけるニーズは今後ますます高まると考えられる。

経皮吸収のメカニズム

1）皮膚の構造

　皮膚は、表皮、真皮、皮下組織によって構成されている。経皮吸収のバリアとなる表皮は厚さ0.2mm程度で、95％の細胞が表皮ケラチノサイト（角化細胞）からなり、最下層の基底層で分裂し、有棘層、顆粒層、角質層と上方へ成熟しながら移行していく。最外層の角質層は、角化細胞が分化した扁平な脱核した細胞と、その細胞間を埋める角層間脂質からなる密な構造をもつ（図2）。

2）薬物の皮膚透過

　貼付剤は、①角質細胞の中（経細胞経路）、②角質細胞の間（経細胞間隙経路）、③毛や汗腺など（経付属器官経路）を介して皮膚を透過する（図3）[6]。脂溶性の高い薬物は角質細胞中を、水溶性の高い薬物は角質細胞の間を通過する。また、毛や汗腺を通過する経路は脂溶性に関係なく透過するが、これらは皮膚面積の0.1％ときわめて小さいため、ほとんどが角質に拡散し、透過する。

　角質層、表皮に拡散した薬物は表皮直下の毛細血管あるいは皮下組織に移行する（図4）[6]。また皮膚内にも代謝は存在し、循環に到達する前に代謝を受ける薬物もあるので、その場合、いわゆる初回通過効果を考慮する必要がある。

3）経皮吸収速度と吸収量

①経皮吸収速度
皮膚に適用された薬物の移動は以下のように定義される。

$$薬物移動速度 \quad J = \frac{角層中の薬物拡散係数 (D_{sc}) \times 角層表面の薬物濃度 (C_{sc})}{角層の厚さ (h_{sc})}$$

また、角層表面の薬物濃度 (C_{sc})＝基剤から角層への分配係数 (K_{sc})×基剤中薬物濃度 (C_v) なので、

$$J = \frac{角層中の薬物拡散係数 (D_{sc}) \times 基剤から角層への分配係数 (K_{sc}) \times 基剤中薬物濃度 (C_v)}{角層の厚さ (h_{sc})}$$

と表される。

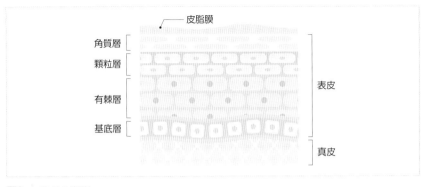

図2　皮膚の構造

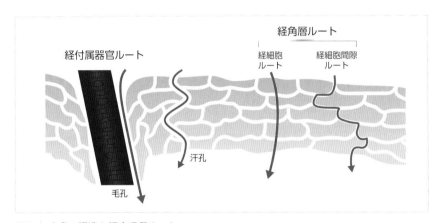

図3　皮膚の構造と経皮吸収ルート

（文献6より転載）

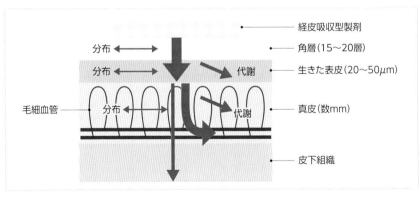

図4　皮膚に適用された薬物の体内移行

（文献6より転載）

②経皮吸収量

経皮吸収量は以下の通り定義される。

経皮吸収量$(Qs)=$薬物移動速度$(J)\times$血流に取り込まれる割合$(Fa)\times$
適用面積$(A)\times$適用時間(t)

したがって、経皮吸収には、①基剤中薬物濃度(Cv)、②基剤から角層への分配係数(Ksc)、③角層中の薬物拡散係数(Dsc)、④血流に取り込まれる割合(Fa)、⑤適用面積(A)、⑥適用時間(t)が影響を与えると考えられる。

③その他の経皮吸収に影響を与える要因

薬物の経皮吸収に関する要因として、以下があげられる。

a. 皮膚の水和

角質層は疎水性で水溶性薬物を通しにくい。一方、真皮は親水性なので疎水性の薬物を通しにくい。

b. 適度な脂溶性

薬物の適度な脂溶性が皮膚吸収に重要であり、オクタノール／水分配係数（log Po/w）が2～3程度が最も経皮吸収率が高い（図5）[7]。主な全身作用製剤における

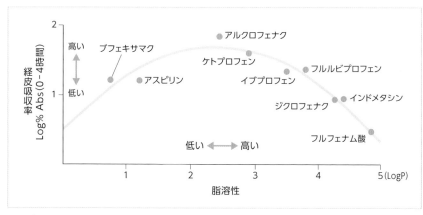

図5 ｜ **ヒトにおけるオクタノール/水分配係数 (log Po/w) と経皮吸収率**
オクタノール/水分配係数 (log Po/w) が2～3程度が最も経皮吸収率が高い。

（文献7より引用改変）

薬物の脂溶性を表4[8]に示す。

c. 添加物

さまざまな添加物が皮膚に作用し、薬物の透過に影響を与えたり、薬物の熱力学的な活性を変えたりして、透過性に影響を与える。

d. 薬物の分子量

分子量が大きいと経皮吸収性が低下する。500dalton以下がよいとされている。主な全身作用製剤における薬物の分子量を表4[8]に示す。

表4 主な全身作用製剤における分子量、融点、脂溶性

一般名	作用	分子量 (dalton)	融点 (℃)	オクタノール/ 水分配係数 (log Po/w)
硝酸イソソルビド	冠血管拡張薬	236.14	70	1.3
ニトログリセリン	冠血管拡張薬	227.09	13.5	1.6
エストラジオール	卵胞ホルモン	272.38	175〜180	4.0
ツロブテロール	気管支拡張薬	227.73	90〜93	6.7
ニコチン	禁煙補助薬	162.23	−80	1.2
フェンタニル	麻薬鎮痛薬	336.47	85〜87	3.0
フェンタニルクエン酸塩	麻薬鎮痛薬	528.59	150〜154	−
ブプレノルフィン	非麻薬鎮痛薬	467.60	217	5.0
リバスチグミン	アルツハイマー型 認知症治療薬	250.34	−	2.3
ロチゴチン	パーキンソン病 治療薬	315.47	94〜100	4.9
ロピニロール塩酸塩	パーキンソン病 治療薬	296.84	244	−
オキシブチニン塩酸塩	過活動膀胱 治療薬	393.95	124〜129	4.7
ビソプロロール	β受容体遮断薬	325.44	29	2.5
エメダスチンフマル酸塩	アレルギー性 鼻炎治療薬	534.56	149〜152	−
ブロナンセリン	抗精神病薬	367.50	123〜126	−
リドカイン	局所麻酔薬	234.34	66〜69	2.3

（文献8より引用改変）

e. 薬物の融点

薬物の融点が下がると皮膚透過速度が上昇し、経皮吸収性が高くなる（図6）[9]。200℃以下がよいとされている。主な全身作用製剤における薬物の融点を表4[8]に示す。

f. 皮膚における代謝

プロドラッグ［角質を通過後、皮膚で代謝されて局所で作用発現（例：ロキソニン®テープなど）］、体温の影響［加温によりAUC（血中濃度－時間曲線下面積）吸収量が増加する］など。

4）貼付部位と皮膚への影響

経皮吸収型全身作用製剤の場合、効いてほしい部位と貼付部位が離れていても問題はない。貼付に適した部位の条件とは、①貼付場所が平面に近い、②体毛が少ない、③体動による変形が少ない、④外気温の影響が少ないなどがあげられる。具体的には上腕、前胸部、腹部、背部、大腿部などがある。

ステロイド外用薬などでは部位によって吸収率が異なることが知られており（表5）[10]、貼付剤でも一般に角質層が薄い部位では吸収率が高く、貼付部位によって吸収性

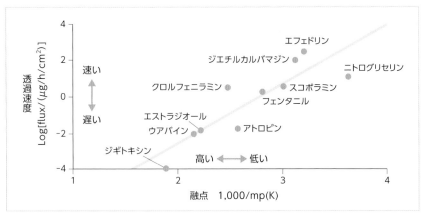

図6 ┃ **融点と薬物透過速度**
融点が低いほど薬物透過速度が高くなり、経皮吸収性が高くなる。

（文献9より引用改変）

表5　ヒトにおける薬物の部位別経皮吸収率
　　　（ヒドロコルチゾンの場合）

部位	前腕（内側）を1とした場合の比率
頭皮	3.5
頬部	13.0
前頸部	6.0
腋窩	3.6
背部	1.7
前腕（外側）	1.1
前腕（内側）[基準]	1.0
手掌	0.83
陰嚢	42.0
足首	0.42
足底	0.14

（文献10より作成）

に差が出てくる製剤も報告されており（イクセロン®パッチ、ノルスパン®テープ、ネオキシ®テープなど）、製剤ごとに指定された貼付部位に注意する必要がある。

　また、健常皮膚に貼付することが原則であり、創部、炎症のある部位、極度に乾燥している皮膚や角質の肥厚のある部分は避けるべきである。さらに同一部位に何度も貼付することは、角質機能への影響により皮膚の状態を悪くする恐れがあり、避けたほうがよい。高齢者では、皮膚の乾燥や脂質の減少による薬物の吸収への影響、皮膚のバリア機能低下による皮膚障害などにも注意が必要である。

疼痛治療に用いられる貼付剤

1) フェンタニル

　フェンタニルは、かつては手術麻酔のみ適応をもっていたオピオイドで、2002年に経皮吸収型がん疼痛治療薬として承認され、現在では持続疼痛治療薬として適応が拡大されている。フェンタニルの特徴として、①鎮痛効果はモルヒネの50～100倍といわれ、非常に強力である、②μ1受容体（MOR1B）に選択性が強く、便秘、眠気など、μ2受容体（MOR1）やκ受容体を介した効果が軽い傾向にある、③

主に肝臓で代謝酵素CYP3A4によりノルフェンタニルに代謝され尿中に排泄されるが、ノルフェンタニルには薬理活性がほとんどないため、腎機能が低下している患者でも安心して使用できるなどがあげられる。

　フェンタニルの分子量は336.47と小さく、log Po/wが約3と適度な脂溶性をもつため、経皮吸収型製剤に非常に適したオピオイドである。現在、わが国で使用可能なフェンタニルの貼付剤には、デュロテップ®MTパッチ、ワンデュロ®パッチと、フェンタニルクエン酸塩のフェントス®テープがある。

　また、製剤により3日貼付する製剤（デュロテップ®MTパッチ）と、1日貼付する製剤（ワンデュロ®パッチ、フェントス®テープ）があり、使用時には注意が必要である。1日貼付製剤のメリットとして、貼り換えのタイミングがわかりやすく、途中剥離や貼付部位トラブルが少ないことがあげられる。一方、自身での貼り換えが困難な患者では、介護者の負担軽減といった点から、3日貼付製剤を希望するケースもある。このため、それぞれの製剤の特性を理解し、患者ごとの環境や状況に応じた処方が必要となってくる。

　なお、いずれの貼付剤においても、慢性疼痛に使用する場合は、適正使用を図るための確認書を用いた流通管理が義務となっており、処方医は慢性疼痛治療に関するトレーニング（e-learning）を受講しなければ処方できない。

①フェンタニル貼付剤の薬物動態

　3日貼付型フェンタニル製剤であるデュロテップ®MTパッチの血清中フェンタニル濃度は、貼付後、約24時間で安定し、その後徐々に低下していく傾向がある（図7）[11]。30〜36時間にC_{max}に達した後、72時間まで有効血中濃度を維持する（表6）[11]。

　フェントス®テープの連続貼付時の血清中フェンタニル濃度は、約120時間かけてピークに達し、その後安定した濃度を示す（図8[12]、表7[13]）。

　1日貼付型フェンタニル製剤であるワンデュロ®パッチは、反復貼付開始6〜9日後には定常状態に達し、その後安定した濃度を示した（図9、表8）[14]。

　貼付開始96時間以後のデュロテップ®MTパッチおよびフェントス®テープの血清濃度の推移を図10[12]に示す。計9日間のフェンタニルの血清中濃度を比較したもので、貼付開始96時間以後は、フェントス®テープ1日貼付群では有意な血清中濃度の変化を認めなかったが、フェントス®テープ3日貼付群では貼り換え24時間後から72時間にかけて徐々に低下する傾向を示した。また、デュロテップ®MTパッチでは、

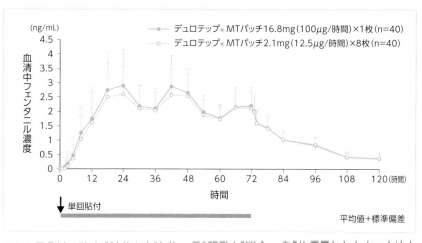

図7 デュロテップ®MTパッチ16.8mgを1枚および2.1mgを8枚使用したときの血清中フェンタニル濃度の推移

(文献11より引用)

表6 デュロテップ®MTパッチ16.8mgを1枚および2.1mgを8枚使用したときの薬物動態パラメーター

貼付用量	Tmax (時間)	Cmax (ng/mL)	t1/2 (時間)	AUC(0→120) (ng·時間/mL)	AUC (ng·時間/mL)
16.8mg(100μg/時間) ×1枚 (n=40)	30.8± 12.2	3.31± 1.34	21.4± 5.8注)	189.5± 58.7	202.0± 61.1
2.1mg(12.5μg/時間) ×8枚 (n=40)	36.8± 17.8	2.96± 1.10	22.9± 7.7	180.9± 52.6	195.3± 56.3

平均値±標準偏差
注)n=36

(文献11より引用)

24〜72時間にかけて徐々に低下する傾向を示した。

　このように、1日貼付型でも定常化するのに数日要すること、3日貼付型でも貼付中、徐々に血清中濃度が低下する可能性があるなど、それぞれの製剤の特徴をよく理解して使用しなくてはならない。

②吸収における貼付部位温度の影響

　フェンタニル貼付剤の添付文書[11,13,14)]には、「本剤貼付部位の温度が上昇すると

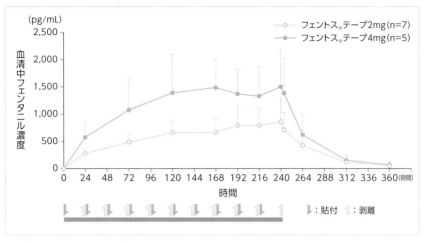

図8 フェントス®テープ連続貼付時の血清中フェンタニル濃度の推移

（文献12より引用）

表7 フェントス®テープ24時間単回貼付時の薬物動態パラメーター

貼付用量	Tmax (時間)	Cmax (pg/mL)	AUC 0-∞ (pg・時間/mL)	AUC 0-24 (pg・時間/mL)	本剤剥離後の t1/2 (時間)
2mg (n=6)	20.1± 6.1	349± 96	15,614± 5,959	4,763± 1,100	27.09± 14.14
4mg (n=7)	20.6± 5.9	724± 553	31,126± 15,917	9,316± 9,856[注]	37.76± 46.60

平均値±標準偏差
注) n=8

（文献13より引用改変）

フェンタニルの吸収量が増加し、過量投与になり、死に至るおそれがある。本剤貼付中は、外部熱源への接触、熱い温度での入浴等を避けること。発熱時には患者の状態を十分に観察し、副作用の発現に注意すること」と明記されている。電気毛布、サウナ、日光浴、湯たんぽなど、日常生活における熱源に注意するとともに、入浴などにおいても注意が必要である。

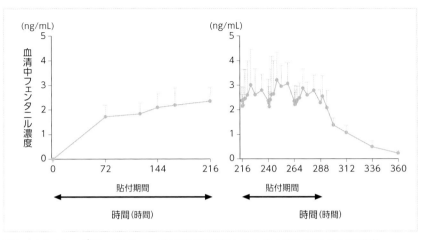

図9　ワンデュロ®パッチ0.7mg、12日間反復貼付中および剥離後の血清中濃度推移

表8　ワンデュロ®パッチ24時間単回貼付時の薬物動態パラメーター

貼付用量	Cmax (ng/mL)	Tmax [注1] (時間)	$t_{1/2}$ [注2] (時間)	AUC∞ (ng・時間/mL)
3.4mg	0.71±0.25	18.0 (8.0〜26.0)	21.3±4.8	26.5±8.7

平均値±標準偏差
注1) 中央値 (範囲)、注2) 剥離後の値

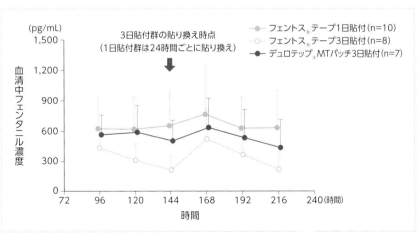

図10　血清中フェンタニル濃度の推移

2）ブプレノルフィン

　ブプレノルフィン貼付剤であるノルスパン®テープは、2011年に承認され、以後、わが国において広く臨床使用されている経皮吸収型持続性疼痛治療薬である。医療用麻薬の指定を受けておらず、3規格（5mg、10mg、20mg）が存在する、1週間貼付型でマトリックスタイプの経皮吸収型製剤であり、非オピオイド鎮痛薬で治療困難な変形性関節症および腰痛症に伴う慢性疼痛に対し適応をもつ。規制当局の指導により承認条件の遵守が義務付けられており、ノルスパン®テープの処方ができる医師は、e-learning受講済みの医師に限られている。

①薬理学的特徴

　アヘンアルカロイドの一種であるデバインから半合成されたオピオイド鎮痛薬であり、モルヒネの25〜50倍の鎮痛効果があるといわれている。μ受容体の部分作動薬（パーシャルアゴニスト）であるが、μ受容体への親和性が高く、モルヒネ、オキシコドンなど、ほかのμ受容体作動薬を追い出して置き換わることが知られている。また、κ受容体に対しては拮抗作用を示し、オピオイド受容体に対し複合的に作用する。また、受容体からの解離が緩やかであり、緩徐な効果発現と長い作用時間を示す。このため、短い作用時間の薬剤に比べ、退薬に伴う不快な症状が軽微である。

　ブプレノルフィンの特徴として、ある程度の投与量に達すると効果が頭打ちになる天井効果があるとされている。呼吸抑制に関しては天井効果が認められるが、鎮痛効果については認められないことが明らかにされている[15]。

②ブプレノルフィン貼付剤の薬物動態

　ブプレノルフィン貼付剤5、10、20mgを健康成人に単回7日間貼付したとき、血漿中ブプレノルフィン濃度は貼付後72時間で定常状態に達し、貼付後168時間（7日間）まで安定した血中濃度推移を示す（図11）[16]。このため血中濃度上昇が緩やかで、十分な鎮痛効果が得られるまでは、ほかの鎮痛薬の併用が必要となる場合が多い。また、表9[17]に示すように、ブプレノルフィン貼付剤5、10、20mgを健康成人に単回7日間貼付したときの血中濃度半減期（$t_{1/2}$）は15〜23時間と長く、有効成分は剥離後48〜96時間後に血漿中から消失する。このため、ノルスパン®テープは退薬症状を起こしにくいと考えられている。一般に、吸収が速やかで、血中濃度が速やかに上がる薬剤は嗜癖を起こしやすく、乱用に好まれる傾向にある。この点、ブプレ

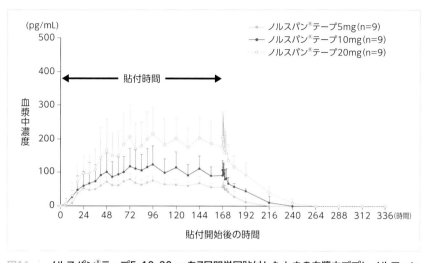

図11　ノルスパン®テープ5、10、20mgを7日間単回貼付したときの血漿中ブプレノルフィン濃度の推移

(文献16より引用)

表9　健康成人にノルスパン®テープ5、10、20mgを7日間単回貼付したときのブプレノルフィンの薬物動態パラメーター

貼付用量	T_{max} (時間)	C_{max} (pg/mL)	AUC_{0-inf} (pg・時間/mL)	$t_{1/2}$ (時間)
5mg (n=9)	102±39	84±19	11,014±2,381	15±6
10mg (n=9)	119±39	140±47	18,737±5,919	30±21
20mg (n=9)	126±44	270±67	32,255±9,572	23±6

平均値±標準偏差

(文献17より引用)

ノルフィン貼付剤はほかのオピオイド鎮痛薬と比べ、乱用や依存のリスクが低いといえよう。

③注意すべき点

a. 呼吸抑制

　一般に呼吸抑制に対しては天井効果があり、安全性は高いと考えられている。しかし、オピオイド受容体拮抗薬であるナロキソンを投与しても容易に拮抗されないため、呼吸抑制などに特に注意が必要である。

b. 悪心、嘔吐

特に投与量漸増期における悪心、嘔吐の出現率が高いため、投与開始時から予防薬の投与が必要となる。

c. 貼付部位温度

添付文書では、高熱のある患者は吸収量が増加し、血中濃度が上昇する恐れがあるため、慎重投与となっている。また、フェンタニル貼付剤同様、加温、入浴には注意が必要である。

3) ジクロフェナクナトリウム

ジクトル®テープは、2021年に承認されたわが国初の全身作用性ジクロフェナクナトリウム経皮吸収型製剤であり、経皮吸収型持続性がん疼痛治療剤として世界で初めて承認を受けている。1日1回貼付のテープ製剤であり、現在、75mgの規格のみ流通している。発売当初は各種がんにおける鎮痛にのみ適応をもっていたが、2022年6月より、腰痛症、肩関節周囲炎、頸肩腕症候群および腱鞘炎に対しても効能追加された。使用法は、がん疼痛の場合は、1日1回、本剤2枚を貼付し、24時間毎に貼り換える。症状により1日3枚まで増量できる。慢性疼痛の場合は、1日1回、本剤1〜2枚を貼付し、24時間毎に貼り換える。

①がん疼痛とNSAIDs

『がん疼痛の薬物治療に関するガイドライン2020年版』では、軽度の痛みに対してNSAIDsあるいはアセトアミノフェンの使用を推奨している[18]。しかし、鎮痛効果が不十分な場合は、ほかのNSAIDsへの変更あるいはオピオイドの開始を考慮するとしている。また、オピオイドが投与されているにもかかわらず、適切な鎮痛効果が得られていないがん疼痛のある患者に対しては、オピオイド鎮痛薬とNSAIDsの併用を条件付きで推奨している。さらに体性痛や骨転移に伴う痛みには、NSAIDsが有効であるといわれており、NSAIDsはがん疼痛における有用な選択肢の1つといえよう。

②がん疼痛に対するジクトル®テープの有効性および安全性

がん疼痛患者を対象とした有効性検証試験において、二重盲検期における鎮痛効果不十分となるまでの期間を比較したところ、プラセボ群と比べ、ジクトル®

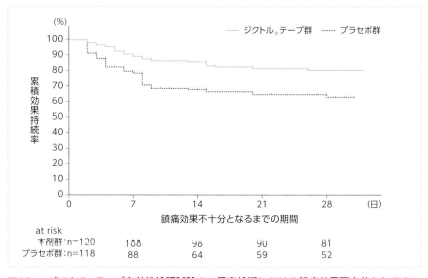

(%)

ジクトル®テープ群　　　　プラセボ群

累積効果持続率

100
90
80
70
60
50
40
30
20
10
0

0　　　　　7　　　　　14　　　　　21　　　　　28　　（日）

鎮痛効果不十分となるまでの期間

at risk

本剤群：n=120　　　108　　　98　　　90　　　81

プラセボ群：n=118　　88　　　64　　　59　　　52

図12　ジクトル®テープ有効性検証試験の二重盲検期における鎮痛効果不十分となるまでの期間のKaplan-Meier曲線

(文献19より引用)

テープ群において有意な延長を認めた(図12)[19]。同様に、用量調節期におけるvisual analogue scale(VAS)値は3日目以降、15mm以上の低下を認め、中等度以上の疼痛改善は77.9%に認められた(図13)[19]。また、二重盲検期における最終的な中等度以上の改善例はジクトル®テープ群で75.6%、プラセボ群で59.0%と、ジクトル®テープの有効性を認めた(図14)[19]。その他、睡眠の質、患者満足度に関しても本剤の有効性が示されている。

　ジクトル®テープ貼付による副作用に関しては、用量調節期における副作用発現率は21.2%、主な副作用は、適用部位紅斑、適用部位そう痒感、アラニンアミノトランスフェラーゼ増加であった。重篤な副作用は、貧血、てんかん重積状態が各1例、投与中止に至った副作用は、適用部位そう痒感、適用部位紅斑各2例、アラニンアミノトランスフェラーゼ増加、γ-グルタミルトランスフェラーゼ増加、血中アルカリホスファターゼ増加、肝機能異常、血中クレアチニン増加、発熱、傾眠・冷感が各1例あった。副作用による死亡例は認められなかった。また、二重盲検期における副作用発現率はジクトル®テープ群で12.5%、主な副作用は適用部位紅斑、適用部位そう痒感だった。なお、プラセボ群では17.8%だった。また、ジクトル®テープ群において、

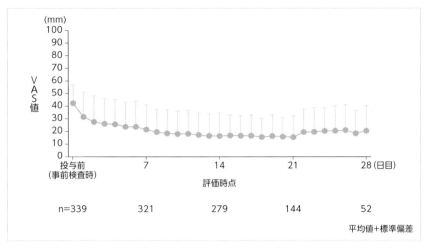

図13 ジクトル®テープ有効性検証試験における用量調節期のVAS値の推移

VAS：visual analogue scale

（文献19より引用）

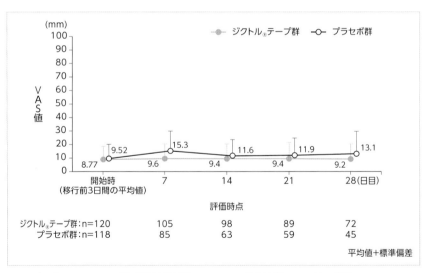

図14 ジクトル®テープ有効性検証試験における二重盲検期のVAS値の推移

VAS：visual analogue scale

（文献19より引用）

1例で、胃穿孔を認めた。本剤は消化性潰瘍の患者への使用は禁忌となっており、注意が必要である。そして経口薬同様、貼付剤に関してもプロトンポンプ阻害薬およびH$_2$受容体拮抗薬の予防的使用が考慮される。一方で、ラットを用いた胃粘膜障害を評価した研究では、ジクロフェナクナトリウム経口投与と比べ、ジクトル®テープ使用群における潰瘍長径の総和は有意に小さく、プラセボ群と差はなかったとされている。

その他、添付文書に示されている禁忌について表10[19]に示す。

③ジクロフェナク貼付剤の薬物動態

ジクトル®テープ75mg単回投与における血漿中ジクロフェナク濃度を図15[20]に示す。ジクトル®テープ単回投与後の血漿中ジクロフェナク濃度は緩やかに上昇した。血漿中ジクロフェナクのt_{max}は10時間（最頻値）であり、剥離後、血漿中からジクロフェナクは速やかに消失し、$t_{1/2}$は2.85時間（平均値）であった（表11）[20]。

さらに、ジクトル®テープ75mgを反復投与した時の血漿中ジクロフェナク濃度（図16）[20]および薬物動態パラメーター（表12）[19]を示す。血漿中ジクロフェナク濃度は、投与後168時間以降（投与7回目以降）に定常状態に到達した。そして投与1、7および14回目のt_{max}はそれぞれ13、10および4時間（いずれも最頻値）であった。また、最終投与時の剥離後、血漿中からジクロフェナクは速やかに消失し、$t_{1/2}$は

表10　ジクトル®テープの禁忌

1. 消化性潰瘍のある患者（消化性潰瘍を悪化させるおそれがある）
2. 重篤な血液の異常のある患者（血液の異常を悪化させるおそれがある）
3. 重篤な腎機能障害のある患者
4. 重篤な肝機能障害のある患者
5. 重篤な高血圧症のある患者
6. 重篤な心機能不全のある患者
7. 本剤の成分に対し過敏症の既往歴のある患者
8. アスピリン喘息（非ステロイド性消炎鎮痛剤等により誘発される喘息発作）またはその既往歴のある患者（重症喘息発作を誘発する）
9. 妊婦または妊娠している可能性のある女性
10. トリアムテレンを投与中の患者

（文献19より引用改変）

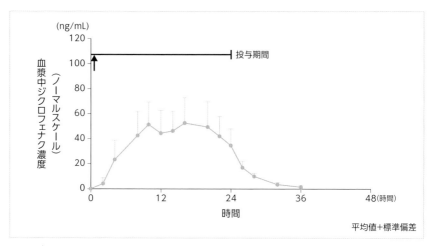

図15 | ジクトル®テープ1枚 (75mg) を1日1回単回投与したときの血漿中ジクロフェナク
濃度推移

(文献20より引用)

表11 | ジクトル®テープ1枚 (75mg)を1日1回単回投与したときの薬物動態パラメーター

例数	Cmax (ng/mL)	AUC$_{0-4}$ (ng·時間/mL)	AUC$_{0-24}$ (ng·時間/mL)	Tmax (時間)	t$_{1/2}$ (時間)
14	55.7±18.9	1,030±388	915±367	13.6±3.9	2.85±0.277

平均値±標準偏差

(文献20より引用改変)

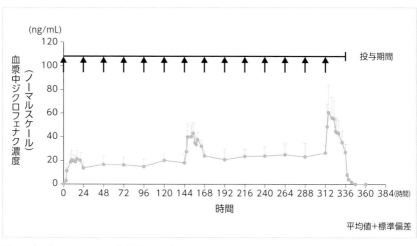

図16 | ジクトル®テープ1枚 (75mg) を1日1回、14日間反復投与したときの血漿中ジクロ
フェナク濃度推移

(文献20より引用改変)

表12 ジクトル®テープ1枚(75mg) 1日1枚反復投与したときの1、7、14日目の薬物動態パラメーター

投与日数 (例数)	Cmax (ng/mL)	AUC$_{0-24}$ (ng・時間/mL)	Tmax[注2] (時間)	t$_{1/2}$ (時間)
1日目 (14)	22.9±7.07	372±126	13.0 (8, 20)	−
7日目 (13)	44.1±10.0	813±169	10.0 (4, 16)	−
14日目 (13)[注1]	64.0±21.4	1,070±299	4.0 (4, 10)	2.86±1.44

平均値±標準偏差
注1) t$_{1/2}$は12例、注2) 中央値 (最小値、最大値)

(文献19より引用)

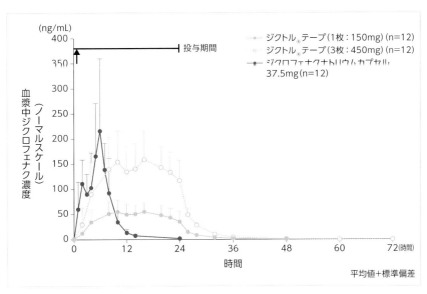

図17 貼付剤および内服における血漿中ジクロフェナク濃度の推移

(文献21より引用)

2.86時間 (平均値) であった。このことから、ジクトル®テープの吸収は緩やかで、かつ消失は速やかであるといえる。

　図17[21]は、ジクロフェナクナトリウムとして150mgを含有した貼付剤1枚または3枚およびジクロフェナクナトリウムカプセル (37.5mg含有) を24時間単回投与したときの血漿中ジクロフェナク濃度の推移を示したものである。貼付剤はジクロフェナクナトリウムカプセルと比較して吸収は緩やかであるが、剥離後はジクロフェナクナトリウムカプセルと同様に速やかに消失することがわかる。

文献

1) 外用製剤協議会. 外用剤の解説. http://www.gaiyokyo.org/gaiyozai/（閲覧：2022-09-13）

2) McKemy DD, Neuhausser WM, Julius D. Identification of a cold receptor reveals a general role for TRP channels in thermosensation. Nature. 2002；416：52-8.

3) Bautista DM, Siemens J, Glazer JM, et al. The menthol receptor TRPM8 is the principal detector of environmental cold. Nature. 2007；448：204-8.

4) Caterina MJ, Schumacher MA, Tominaga M, et al. The capsaicin receptor: a heat-activated ion channel in the pain pathway. Nature. 1997；389：816-24.

5) Walcher L, Budde C, Böhm A, et al. TRPM8 Activation via 3-Iodothyronamine Blunts VEGF-Induced Transactivation of TRPV1 in Human Uveal Melanoma Cells. Front Pharmacol. 2018；9：1234.

6) 藤井まき子. 経皮吸収メカニズムと皮膚の状態. 薬局. 2013；64：3145-51.

7) Yano T, Nakagawa A, Tsuji M, et al. Skin permeability of various non-steroidal anti-inflammatory drugs in man. Life Sci. 1986；39：1043-50.

8) 久光製薬株式会社.「貼る、を知る」経皮吸収のメカニズム－薬物を中心に－. https://www.hisamitsu-pharm.jp/assets/img/tdds/pdf/pamphlet07.pdf（閲覧：2022-07-01）

9) 小木曽太郎. 経皮吸収に適する薬物および構造活性相関による皮膚透過の予測. 薬剤学. 2001；61：119-27.

10) 久光製薬株式会社.「貼る、を知る」経皮吸収のメカニズム－皮膚を中心に－. https://www.hisamitsu-pharm.jp/assets/img/tdds/pdf/pamphlet05.pdf（閲覧：2022-07-01）

11) ヤンセンファーマ株式会社. デュロテップ®MTパッチ添付文書. https://s3-ap-northeast-1.amazonaws.com/medley-medicine/prescriptionpdf/800155_8219700S5026_1_18.pdf（閲覧：2022-07-01）

12) 久光製薬株式会社, 協和キリン株式会社. フェントス®テープ医薬品インタビューフォーム.

13) 久光製薬株式会社, 協和キリン株式会社. フェントス®テープ添付文書. https://s3-ap-northeast-1.amazonaws.com/medley-medicine/prescriptionpdf/650034_8219701S1025_1_24.pdf（閲覧：2022-07-01）

14) ヤンセンファーマ株式会社. ワンデュロ®パッチ添付文書. https://s3-ap-northeast-1.amazonaws.com/medley-medicine/prescriptionpdf/800155_8219700T1026_1_15.pdf（閲覧：2022-07-01）

15) Dahan A, Yassen A, Romberg R, et al. Buprenorphine induces ceiling in respiratory depression but not in analgesia. Br J Anaesth. 2006；96：627-32.

16) ムンディファーマ株式会社, 久光製薬株式会社. ノルスパン®テープ医薬品インタビューフォーム. https://www.hisamitsu.co.jp/medical/data/norspant_i.pdf（閲覧：2022-07-01）

17) ムンディファーマ株式会社. ノルスパン®テープ添付文書. https://s3-ap-northeast-1.amazonaws.com/medley-medicine/prescriptionpdf/770098_1149704S1020_1_10.pdf（閲覧：2022-07-01）

18) 日本緩和医療学会 ガイドライン統括委員会（編）. がん疼痛の薬物療法に関するガイドライン 2020年版. 東京：金原出版；2020.

19) 久光製薬株式会社. ジクトル®テープ医薬品インタビューフォーム. https://www.hisamitsu. co.jp/medical/data/zicthoru_i.pdf (閲覧：2022-07-01)

20) 久光製薬株式会社. ジクトルテープ 75mg 2.7.1 生物薬剤学試験及び関連する分析法の概要. https://www.pmda.go.jp/drugs/2021/P20210311002/650034000_30300A MX00244_K100_1.pdf (閲覧：2023-01-20)

21) 内田英二, 寺原孝明, 大川宏司, 他. 新規がん疼痛治療薬ジクロフェナクナトリウム含有経皮吸収型製剤 (HP-3150) の薬物動態. 医学と薬学. 2021；78：741-58.

1 疼痛治療における貼付剤の歴史

2 疼痛治療における貼付剤の基礎

3 がん疼痛と貼付剤

4 慢性疼痛と貼付剤

第 **3** 章

がん疼痛と貼付剤

がん疼痛と貼付剤

白川 賢宗
獨協医科大学医学部麻酔科学講座 講師

がん疼痛とフェンタニル製剤[1-4]

1) フェンタニルクエン酸塩の特徴

　フェンタニルクエン酸塩はピペリジン系の合成オピオイド鎮痛薬であり、フェンタニルの鎮痛作用はモルヒネに比べて約100倍強力である。作用機序はμオピオイド受容体［特にμ_1受容体（MOR1B）］に選択的に高い親和性を示し、μオピオイド受容体を介して強力な鎮痛作用を示すと考えられている。その一方、κ受容体への親和性は低いため、モルヒネと比較して嫌悪感や精神症状などの副作用が生じにくい。μ受容体への親和性（Ki値:nmol/L）はフェンタニルが1.02±0.05である。例えば塩酸モルヒネのKi値は2.40±0.22で、フェンタニルはモルヒネのKi値と比較すると約1/2である。ちなみにκ受容体のKi値はフェンタニルが1,080±70、モルヒネが427±43である。フェンタニルクエン酸塩の構造式を図1[2]に示す。

　フェンタニルクエン酸塩は肝臓のCYP3A4で主に代謝される。そのため、CYP3A4阻害作用の強い薬剤との併用の際には注意が必要となる場合がある。なお、代謝物は非活性代謝物であり、腎機能低下時においても体内蓄積による有害事象は問題にならない。そのため、European Association for Palliative Care（EAPC）のガイドラインでは、高度の腎機能障害（estimated glemerular filtration rate：eGFR）（30mL/分）のあるがん疼痛患者に対しては、フェンタニルあるいはブプレノルフィン製剤の投与が第一選択として推奨されている[5]。

2) がん疼痛治療におけるフェンタニル製剤の位置付け

　周知のことではあるが、フェンタニル製剤はWHO三段階除痛ラダーで3段階目に

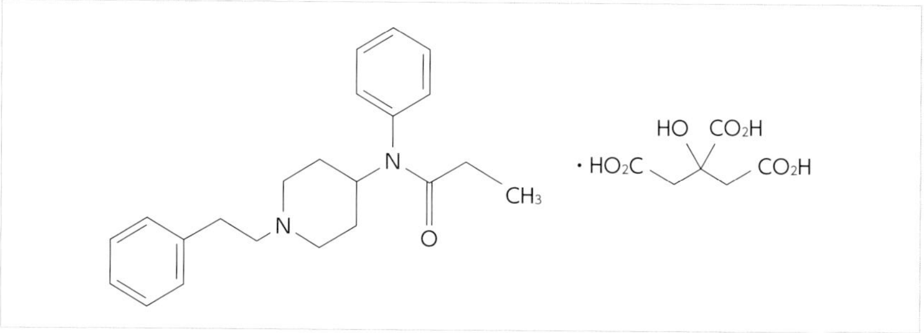

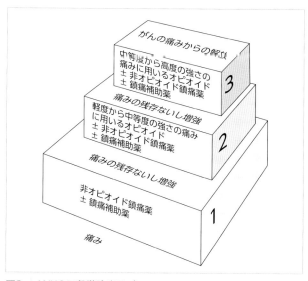

図1 フェンタニルクエン酸塩の構造式

（文献2より引用）

図2 WHO三段階除痛ラダー

（文献6より引用）

位置付けられている[*1]（図2）[6]。日本緩和医療学会の『がん疼痛の薬物療法に関するガイドライン2020年版』[5]においても、がん疼痛治療薬としてのフェンタニル製剤の位置付けは同様である。なお、わが国において、フェンタニル製剤は1日用、3日用経皮吸収型全身作用製剤（徐放性製剤）、舌下錠（即効性製剤）、注射剤の3剤形が使用できる。1日用、3日用経皮吸収型全身作用製剤のそれぞれの特徴は次項で述べていくが、経皮吸収型全身作用製剤はほかのオピオイド鎮痛薬にはない大きな

---

*1　WHO三段階除痛ラダーは、2018年のWHOがん疼痛治療ガイドラインの改訂により参考資料に移行した。

表1 『がん疼痛の薬物療法に関するガイドライン2020年版』CQ6

CQ　がん疼痛のある患者に対して、フェンタニルの投与は推奨されるか？
がん疼痛（中等度から高度）のある患者に対して、フェンタニルの投与を推奨する。 　1B（強い推奨、中等度の根拠に基づく）[*2,*3]
がん疼痛（中等度から高度）のある患者に対して、初回投与薬として、フェンタニル貼付剤の投与を条件付きで推奨する。 　2C（弱い推奨、弱い根拠に基づく）[*2,*3] 　条件：投与後に、傾眠、呼吸抑制の重篤な有害作用の有無を継続して観察できるとき。

（文献5より引用）

特徴であろう。その歴史的変遷をみるだけでも、多くのがん疼痛患者に福音をもたらしたことは想像に難くない。

3) フェンタニル製剤のエビデンスレベル

　がん疼痛患者に対してのフェンタニル製剤のエビデンスレベルは、『がん疼痛の薬物療法に関するガイドライン2020年版』においては表1に示す通りである[5]。なお、詳細については、ガイドライン本文を参照されたい。

　最近の報告では、Wangらがフェンタニル貼付剤の有用性について経口モルヒネとの比較のメタ解析を行っている[7]。その結果、経口モルヒネと比較して、フェンタニル貼付剤（経皮パッチ）はがん疼痛を同等に制御すると結論付けている。フェンタニル貼付剤（経皮パッチ）は、皮膚の発疹と刺激の発生を除いて副作用が少ないことなどが示されている。また、フェンタニル貼付剤の安全性という点では、Hadleyらによる経口モルヒネとの比較で、経皮フェンタニル貼付剤の便秘に関する副作用の有意な減少を示したと報告されている[8]。

　このようにガイドラインと上述した文献からも、フェンタニル貼付剤ががん疼痛治療薬として大きな役割を担っていることがうかがえる。

---

*2　『がん疼痛の薬物療法に関するガイドライン2020年版』の推奨の強さ
　　1：強い推奨（推奨）（recommend）：推奨した治療によって得られる利益が大きく、かつ、治療によって生じうる害や負担を明らかに上回る（あるいは下回る）と考えられる。
　　2：弱い推奨（条件付きで推奨）（suggest）：推奨した治療によって得られる利益の大きさは不確実である、または、治療によって生じうる害や負担と拮抗していると考えられる。

*3　『がん疼痛の薬物療法に関するガイドライン2020年版』のエビデンスレベル
　　A（高い）　　：今後さらなる研究を実施しても、効果推定への確信性は変わりそうにない。
　　B（中）　　　：今後さらなる研究が実施された場合、効果推定への確信性に重要な影響を与える可能性があり、その推定が変わるかもしれない。
　　C（低い）　　：今後さらなる研究が実施された場合、効果推定への確信性に重要な影響を与える可能性が非常に高く、その推定が変わる可能性がある。
　　D（非常に低い）：効果推定が不確実である。

デュロテップ®MTパッチ

　がん疼痛治療を行っている医療者でWHO三段階除痛ラダー（図2）[6]を知らない者はいないだろう。そして、デュロテップ®MTパッチの主成分となっているフェンタニルが、このラダーでは3段階目に属していることは論を俟たない。

　表2に2000年以降にわが国で使用できるようになったオピオイド鎮痛薬を示す。皆さんはご存知だったろうか？　これほど多くのオピオイド鎮痛薬が約20年の間にわが国で使用可能となっているのである。そして鎮痛薬の選択肢が増えたことは多くの患者に福音をもたらしたことだろう。裏を返せば、それ以前のがん疼痛治療はいかに大変であったかが容易に想像できる。医療分野の先人に感謝と尊敬の念を抱かざるを得ない。今でこそWHO鎮痛薬使用の基本4原則に沿って、より患者にあわせた鎮痛薬の選択が可能となっているが、2000年以前は限られた鎮痛薬を用いても患者を痛みから救うことができない時代であった。いくら知識や経験があっても現代よりも質の高い疼痛治療を行うことは容易ではなかったはずである。現代の日本は、われわれ医療者にとっても、患者と家族にとっても、がん疼痛治療分野においてはよい時代なのかもしれない。

　先ほど表2に示したように、2002年からフェンタニル貼付剤であるデュロテップ®パッチ、2003年からオキシコドンの経口剤が使用できるようになった。特にフェンタニル貼付剤は、オピオイド鎮痛薬としては唯一の経皮吸収型製剤であり、がんの病態・病期を問わず使用できる利点を有していることから、広く臨床で使用されてきた。2008年に、薬物貯蔵層中に有効成分フェンタニルを含むゲルが封入されているリザーバー型であるデュロテップ®パッチから、フェンタニルを粘着層に溶解させた薄い半透明フィルム状のマトリックス制御型のデュロテップ®MTパッチに構造変更された。この構造変更は以下の点で安全性と利便性に優れている。

　安全性では、①誤って製剤を切断した際も薬液が流出する懸念がないため、安全性の向上が期待できること、②リザーバーパッチから抽出されたフェンタニルの静脈内投与などの乱用のリスクを減らすことなどがあげられる。特に欧米では後者による薬物乱用、不適切使用が問題となっている[9-12]。

　利便性では、①薄くてしなやかな製剤形状により、貼り心地の改善が期待できること、②リザーバー型の最小規格2.5mg（25μg/時間）の半量に相当する2.1mg

表2 | 2000年以降わが国で使用できるようになったオピオイド鎮痛薬

年月	オピオイド鎮痛薬
2001年 8 月	モルヒネ塩酸塩注射液200mg [高濃度 (4%) モルヒネ注射液]
2001年 8 月	アンペック®注200mg [高濃度 (4%) モルヒネ注射液]
2001年 9 月	モルペス®細粒 (モルヒネ徐放製剤)
2001年12月	MSツワイスロン®カプセル (モルヒネ徐放製剤)
2002年 3 月	デュロテップ®パッチ (フェンタニル貼付剤)
2003年 6 月	オプソ®内服液 (モルヒネ速放製剤)
2003年 7 月	オキシコンチン®錠 (オキシコドン徐放製剤)
2005年 3 月	ピーガード®錠 (モルヒネ徐放製剤)
2006年 4 月	パシーフ®カプセル (モルヒネ徐放製剤)
2006年10月	プレペノン®シリンジ (モルヒネシリンジ製剤)
2007年 2 月	オキノーム®散 (オキシコドン速放製剤)
2008年 7 月	デュロテップ®MTパッチ (フェンタニル貼付剤)
2010年 6 月	フェントス®テープ (フェンタニル貼付剤)
2010年 9 月	トラマール®カプセル (トラマドール経口製剤)
2011年 2 月	ワンデュロ®パッチ (フェンタニル貼付剤)
2011年 7 月	トラムセット®配合錠 (トラマドール・アセトアミノフェン配合剤)
2011年 8 月	ノルスパン®テープ (ブプレノルフィン貼付剤)
2012年 5 月	オキファスト®注 (オキシコドン注射液)
2013年 3 月	メサペイン®錠 (メサドン塩酸塩錠)
2013年 9 月	イーフェン®バッカル錠 (フェンタニルクエン酸塩口腔粘膜吸収剤)
2013年12月	アブストラル®舌下錠 (フェンタニルクエン酸塩口腔粘膜吸収剤)
2014年 8 月	タペンタ®錠 (タペンタドール塩酸塩徐放錠)
2015年 6 月	ワントラム®錠 (トラマドール塩酸塩徐放錠)
2017年 6 月	ナルサス®錠 (ヒドロモルフォン塩酸塩徐放錠)
2017年 6 月	ナルラピド®錠 (ヒドロモルフォン塩酸塩錠)

(12.5μg/時間) が追加されたこと、③用法・用量において、モルヒネ以外のオピオイド製剤からの切り替えが可能になったことなどから、より少量のオピオイド鎮痛薬からの切り替えや細かな用量調整、患者にあわせた投与薬剤の柔軟な選択が可能になった。

リザーバー型とマトリックス制御型の構造図を図3に示す。

デュロテップ®MTパッチの大きな特性は72時間貼付できること、経皮吸収型であるため消化管吸収能の影響を受けないこと、低用量では便秘の副作用がモルヒネ、オキシコドンに比べ少ないことなどである。

デュロテップ®MTパッチによって、わが国におけるがん疼痛治療は飛躍的に発展したといっても過言ではないだろう。さらにその恩恵はがん疼痛だけに限ったことではない。2010年に適応拡大され、慢性疼痛にも使用できるようになった。適切に使用することが大前提ではあるものの、より多くの痛みで苦しんでいる患者の治療ができる時代になってきたのである。

また、臨床現場では患者の医療費負担という側面も処方医として検討し続けなければならない。実際、筆者は今まで幾度となく患者から医療費軽減の相談を受けてきた。そこでフェンタニル貼付剤の薬価を知っておくことが必要だろうと考え、デュロテップ®MTパッチの薬価を表3[13]に示す。

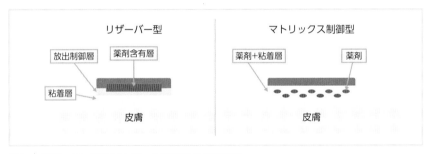

図3 リザーバー型とマトリックス制御型の構造図

表3 デュロテップ®MTパッチの薬価

	用量	フェンタニル投与量	薬価
デュロテップ®MTパッチ	2.1mg	12.5μg/時間	1,718円
	4.2mg	25μg/時間	3,073円
	8.4mg	50μg/時間	5,821円
	12.6mg	75μg/時間	8,360円
	16.8mg	100μg/時間	10,201円

(文献13より作成)

次に、デュロテップ®MTパッチ使用経験症例を紹介する。

Case study

1. 内服困難症例

患者：65歳、男性

診断：肝細胞がん術後再発、腹膜転移

PSスコア：2

経　過

　肝細胞がん術後再発、腹膜転移に対し、外来にて化学療法を行っていた。腹部のがん疼痛があり、経口モルヒネ製剤にて疼痛コントロールを行っていた。

　腹膜播種、がん性腹膜炎の増悪を認めた（図）。疼痛コントロール目的にペインクリニック外来にコンサルテーションがあり、疼痛治療開始となった。近日中に経口投与困難となることが予想されたため、モルヒネ徐放性製剤120mg/日からデュロテップ®MTパッチ8.4mgへスイッチングを行った。デュロテップ®MTパッチの忍容性を確認するうえでも慎重に3回に分けてスイッチングを行った。スイッチングが完了するまでは疼痛が不安定な期間もあったが、スイッチングが完了してからは疼痛が安定した。

　本症例はモルヒネ徐放性製剤をフェンタニル貼付剤へスイッチングできたことで疼痛コントロールができ、その後も外来化学療法の継続が可能になった。

考　察

　がん患者の多くが長い治療中や療養中に病状変化が生じる。しかもその闘病期間

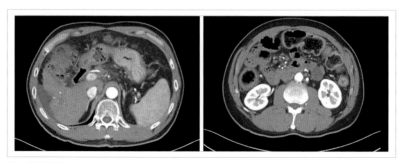

図　腹部CT
左：下位胸椎レベル、右：腰椎レベル。

は5年、10年そしてそれ以上と決して短くない。本症例のように経口薬の服用が難しくなっても、外来での化学療法の継続を望まれる症例は少なくないだろう。本症例は幸いにもパフォーマンス・ステータス（performance status：PS）スコア2と十分に自宅療養できる身体状況であったため、すぐにデュロテップ®MTパッチへのスイッチングを行った。また、独居のため訪問看護を利用することになった。経済的な理由で訪問回数を減らす必要があったため、3日用製剤であるデュロテップ®MTパッチを選択した。

　フェンタニル経皮吸収型製剤がなかった場合、疼痛コントロールにはオピオイド鎮痛薬の持続静注や持続皮下注が必須になる。そうした場合、入院での加療の可能性がかなり高くなってしまう。入院しない場合では経口投与が難しいため、intravenous patient controlled analgesia（IV-PCA：経静脈的患者管理鎮痛法）ポンプの使用と、在宅医や訪問看護師などの協力が必要となる。実際にはすべての地域でIV-PCAポンプで対応してくれる在宅医が充足しているわけではないため、調整できるまで時間がかかってしまうケースも少なくない。貼付剤のメリットの1つとして、患者の身体状況の変化や療養環境にも影響されず、安定した疼痛コントロールが図れることがあげられる。

フェントス®テープ

　フェントス®テープは2010年に発売された1日用のフェンタニルクエン酸塩経皮吸収型製剤である。わが国で企画・開発され、製造されている。発売当初の製剤規格は、1mg、2mg、4mg、6mg、8mgの5規格であったが、2018年に0.5mgが追加承認となった。それぞれフェンタニルの投与量としては0.5mg（6.25μg/時間）、1mg（12.5μg/時間）、2mg（25μg/時間）、4mg（50μg/時間）、6mg（75μg/時間）、8mg（100μg/時間）である。

　フェントス®テープの適応拡大の変遷を表4に、フェントス®テープの規格を図4[14]、薬価を表5[13]に示す。

　フェンタニルの経口モルヒネ換算は1/100であるため、例えばフェントス®テープ1mgの力価は経口モルヒネ換算30mg/日とほぼ同等である。しかし、他剤からのスイッチングをする際には必ずしも一致しない場合もあるため、患者の状態などに応じて忍容性を確認する必要性がある。

表4 | フェントス®テープの適応拡大の変遷

年月	適応
2010年4月	中等度から高度の疼痛を伴う各種がんにおける鎮痛
2014年6月	中等度から高度の慢性疼痛における鎮痛
2018年7月	フェントス®テープ0.5mgの新用量追加
2020年6月	オピオイド鎮痛薬未使用のがん患者への適応拡大
2021年8月	小児がん患者への適応拡大：中等度から高度の疼痛を伴う各種がん （非オピオイド鎮痛薬で治療困難な場合） ※ただし、ほかのオピオイド鎮痛薬から切り替えて使用する場合に限る。

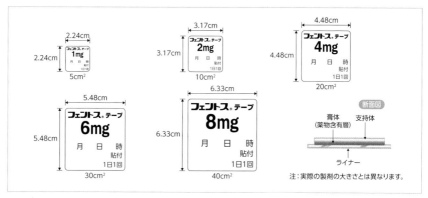

図4 | フェントス®テープの規格

（文献14より引用）

表5 | フェントス®テープの薬価

	用量	フェンタニル投与量	薬価
フェントス®テープ	0.5mg	6.25μg/時間	278.8円
	1mg	12.5μg/時間	518.9円
	2mg	25μg/時間	964.7円
	4mg	50μg/時間	1,801.3円
	8mg	100μg/時間	3,361.1円

（文献13より作成）

フェントス®テープの特性として4点を列挙する。

　　①患者目線での製剤工夫がされている。

　　②世界初の1日用フェンタニル経皮吸収型製剤である。

　　③3日用フェンタニル経皮吸収型製剤と臨床上はほぼ同効果である。

　　④薬物動態は3日用フェンタニル経皮吸収型製剤と若干異なる。

1つずつみていこう。患者目線という点で、フェントス®テープとデュロテップ®MTパッチの違いを山口は次のように述べている[15]。

　　3日用フェンタニル経皮吸収型製剤の使用患者の声として次のようなものがある。例えば「剥がれることを気にしなくてよいようにしてほしい」、「かぶれにくくしてほしい」、「貼り換えるタイミングを忘れないようにしてほしい」、「貼りやすくしてほしい」、「サイズを小さくしてほしい」などである。また、貼付後3日目には血中濃度が低下し、この時期に痛みの増強を訴える患者もみられた。3日用（72時間）製剤のメリットは確かに貼り換え間隔が長く、安定した効果という点で優れていたが、その一方3日目になると効果が減弱する患者が散見された。いわゆるend of dose failureである。その場合、72時間を待たずに48時間で貼り換えるなどの対応を余儀なくされていたのも事実である。

　上記のような患者の願いが通じ、フェントス®テープはその多くを解決していった。

a. 剥がれる心配が減った

　貼付時間短縮により保護テープの仕様が必要なくなる。入浴のタイミングにあわせて貼り換えることにより、入浴中の剥離を回避できる。

b. 皮膚のかぶれが減った

　貼付部位を毎日変えることができるため、貼付部位の皮膚の状態が改善される。

c. 貼り忘れが減った

　3日用経皮吸収型製剤では貼り換えを忘れてしまうことも少なくなく、痛みが増強して初めて貼り換えミスに気づくこともあった。しかし、1日用経皮吸収型製剤では毎日同時刻に貼り換えるため、忘れるリスクがかなり少なくなると考えられた。

d. 貼りやすくなった

　従来の経皮吸収型製剤と比較して、フェントス®テープでは包装の工夫（取り出しやすさ）、白色の支持体（確認のしやすさ）、波型のカットライナー（剥がしやすさ）、強力な粘着力（貼付失敗後も再貼付可）が工夫されている。粘着剤の特徴として、スチレン・イソプレン・スチレンブロック共重合体（SIS）系基剤を採用している。これにより、皮膚角質が剥がれにくくなっている。

上記のように患者目線では優れている一方、介護者目線で考えると、ときに3日用製剤のほうがよい場合もある。具体例として在宅療養中の患者を考えてみる。在宅療養中のがん患者で介護者が2〜3日に1回しか確認がとれない（貼付することができない）場合においては、3日用製剤のほうが服薬管理が容易であろう。つまり、患者の身体状態だけでなく、取り巻く環境も含め、それにあった鎮痛薬を選択することが重要なのである。

　次にフェントス®テープ使用経験症例を2例紹介する。

Case study

1. 内服困難、オピオイドナイーブの症例

　　患者：68歳、女性
　　診断：多発性骨髄腫、腰椎圧迫骨折
　　PSスコア：3

経　過

　多発性骨髄腫で当院血液内科通院加療中であった。急激な腰背部痛が出現し、緊急入院となった。疼痛コントロール目的に緩和ケアチームへコンサルテーションとなった。初診時、ロキソプロフェンナトリウム180mg/日、アセトアミノフェン3,000mg/日が処方されていたが、激痛に耐えているような状況であった。痛みのため、冷や汗を流し、少しの体動でも唸り声をあげていた。画像上、びまん性骨吸収像、多発胸腰椎圧迫骨折を認めた（図a〜c）。

　早速がん疼痛に対し薬物療法を開始することになった。嚥下排泄機能には問題がなかった。採血で肝障害はなく、eGFR 18mL/分/1.73m^{2}と高度腎機能障害があったため、フェンタニル製剤での疼痛コントロールを開始した。オピオイドナイーブであったこと、体動時痛が著明であったことなどから、導入はフェンタニル注射剤の持続静脈投与にて開始した。フェンタニル維持投与量240μg/日、レスキュー投与量20μg/回で、タイトレーションを開始した。症状にあわせて適宜タイトレーションを行い、約900μg/日で疼痛コントロールができた。治療開始初期はレスキュー使用回数が12回/日程度であったが、タイトレーションが進むうちにトイレなどの大きな体動前後以外は使用せずに済むようになった。

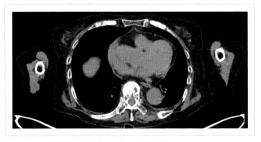

図a　CT横断像：びまん性の骨吸収像＋

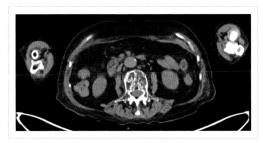

図b　CT矢状断像：胸腰椎多発圧迫骨折像＋

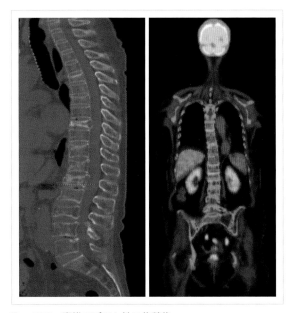

図c　PET：脊椎のびまん性の集積像

症状が安定した段階で、フェンタニル注射剤からフェントス®テープ3mgへスイッチングを行った。レスキュー薬にはオキシコドン製剤を選択した。薬物療法と同時に硬性コルセットを作製し、理学療法も併用した。その後入院中に疼痛再燃があったものの、最終的にフェントス®テープ4mgで疼痛コントロールが図れたため自宅退院となった。その時点でのレスキュー薬の用量と使用回数は、オキシコドン速放性製剤2.5mg/回で、3〜4回/日であった。

考　察

　本症例では急性の高度のがん疼痛（病的骨折）が出現し、緊急入院となった。嚥下機能に問題はなく、通常であれば経口モルヒネ製剤、オキシコドン製剤などを検討したいところだが、高度腎機能障害があったために選択しづらい状況であった。フェンタニルは肝臓で代謝され、主にチトクロムP450のCYP3A4によりノルフェンタニルに代謝される。ノルフェンタニルは非活性代謝物であり、高度腎障害のある場合にもその影響を受けずに使用することができる。

　患者の身体状況にあわせて1日用のフェントス®テープを選択した。レスキュー薬にはモルヒネよりも腎機能の影響を受けにくいオキシコドン製剤を選択した。また、体動時痛が顕著であったため、内服の回数を減らす目的という点でも貼付剤が勧められる理由の1つであった。オピオイドナイーブ患者においても身体状況にあわせてフェントス®テープを選択し、安全に使用することができると実感した症例であった。

Case study

2. 患者背景にあわせた症例（在宅療養に向けて）

　患者：85歳、女性
　診断：膵臓がん、多発リンパ節転移、脳転移
　PSスコア：4
　家族背景：高齢の夫との2人暮らし、子供なし

経　過

　持続する心窩部痛、腰背部痛があり、消化器内科を受診した。入院のうえ精査が行われ、上記診断となった（図）。しかし、本人が高齢のため積極的な治療を希望されず、ベストサポーティブケア（best supportive care：BSC）のみの治療方針と

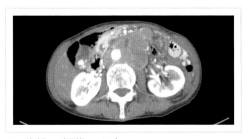

図　腹部CT（腰椎レベル）

表　採血結果

生化学	
AST	20
ALT	10
ALP	246
LD	393
GGT	23
T-Bil	0.4
D-Bil	0.1 以下
I-Bil	0.3 不能
TP	6.3
Alb	3.5
UN	12
Na	135
K	3.8
Cl	98
CRE	0.49
eGFR	88.3
膵アミラーゼ	27
P/S	1.23
AMY	49
Glu	130
CK	39
CRP	0.13
乳び	0
溶血	0

免疫		
RPR 定性	0.0	陰性
抗 TP 定性	0	陰性
HBsAg	0.00	陰性
HCVAb2	7.0	陽性

血液		
	WBC	4.40
	RBC	4.45
	Hb	13.3
	Ht	40.1
	MCV	90.1
血算	MCH	29.9
	MCHC	33.2
	RDW	13.0
	PLT SI	313
	PLT ジョウ	31.3
	MPV	10.3
	NEUTRO%	73.8
フロー	EOSINO%	0.5
サイト%	BASO%	0.5
	MoC%	7.2

なった。疼痛コントロールがつき次第、自宅退院の方針であった。

　その後、疼痛コントロール目的に緩和ケアチームへのコンサルテーションがあり、疼

痛治療開始となった。初診時に持続する心窩部痛、腰背部痛があり、歩くことができずベッド上にうずくまるように座っている状態であった。水分摂取や摂食も困難な状況であったが、入院後に補液がされ脱水は改善していた。

　経過から、今後内服できなくなる可能性が高く、またその期間も短いことが予想された。オキシコドン注射剤を選択し、タイトレーションを行った。オキシコドン注射剤を適宜増量し、治療開始翌日には疼痛自制内となり、ベッド上臥位で休めるようになり、座位で水分摂取もできるようになった。この時点でのオキシコドン注射投与量は約87mg/日であった。疼痛コントロールが図れた時点で、自宅退院を目指しオキシコドン注射剤から徐々にフェントス®テープへのスイッチングを行った。スイッチング完了後も疼痛は自制内で過ごすことができるようになった。

考　察

　フェントス®テープはその特性から1日（24時間）おきに貼り換える必要性がある。使用者もしくは介護者が忘れなければ、3日用のフェンタニル経皮吸収型製剤に比べて貼り忘れが少ないように感じる。毎日同じ時間に貼り換える習慣と患者、介護者への服薬指導が十分にできれば、患者が内服できなくても安定した疼痛コントロールが可能である。本症例も同居の夫が自宅で服薬管理を行う必要性があったため、1日用製剤であるフェントス®テープを選択した。退院前に患者家族への服薬指導を徹底することで、退院後も良好な疼痛コントロールが得られた症例である。

ジクトル®テープ

　2021年に世界初の経皮吸収型全身作用性非ステロイド性抗炎症薬（non-steroidal anti-inflammatory drugs：NSAIDs）としてわが国で発売された。そこで、本剤の主成分であるジクロフェナクナトリウムとジクトル®テープについて簡単にまとめてみたい。

　ジクロフェナクナトリウムは、1965年にスイスで開発されたフェニル酢酸系のNSAIDsであり、シクロオキシゲナーゼ（COX）を阻害することで鎮痛作用および抗炎症作用を示す。ほかのNSAIDsと比較して、ジクロフェナクナトリウムは主に炎症部位で発現が誘導されるCOX-2阻害活性が高いことが示されている[16]。図5にアラキドン

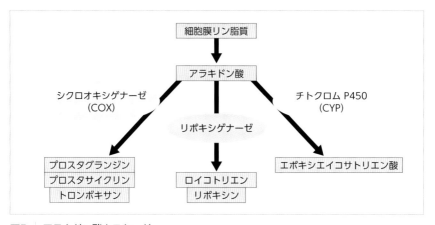

図5 | アラキドン酸カスケード

（文献17より引用）

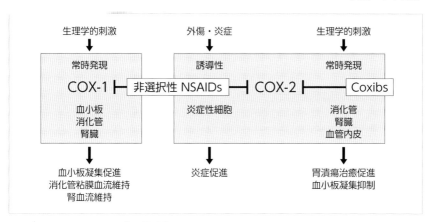

図6 | COX-1、COX2の生理的機能

（文献17より引用）

酸カスケード、図6にCOX-1、COX-2の生理的機能について示す[17]。

　わが国においてジクロフェナクナトリウムは1974年に経口剤が発売され、その後は坐剤、ゲル剤、注腸剤など多種類が発売され、臨床使用されてきた。また、適応は関節リウマチ、変形性関節症などであった。しかし、長期に臨床使用されてきた歴史のあるジクロフェナクナトリウムではあるが、がん疼痛治療薬の適応はなかった。このような歴史的背景を経て、ジクトル®テープが世界初の経皮吸収型全身作用性NSAIDsとしてわが国で使用できるようになった。

　周知のことであるが、WHO三段階除痛ラダーにおいては3段階すべてにおいて

NSAIDsの使用の可能性を示している（図2）[6]。がん疼痛の薬物治療に関するメタアナリシスにおいて、NSAIDsの単独投与はプラセボに対する有効性が示されている[18,19]。そのほかにもジクロフェナクを含むNSAIDsおよびオピオイド鎮痛薬は、いずれも追加投与することにより有効性を増加させる報告があるといわれている[18]。一方で、『がん疼痛の薬物療法に関するガイドライン2020年版』でのがん疼痛患者に対してのNSAIDsの推奨については表6のようになっている[5]。

かつて、わが国においてがん疼痛に適応のある非オピオイド鎮痛薬は、アセトアミノフェン経口剤、フルルビプロフェンアキセチル注射剤、ケトプロフェン注射剤のみであった。経口剤は内服困難時に投与が難しくなること、注射剤では静脈路の確保が必要になることなど、臨床においては使いづらい一面もあった。ジクトル®テープはジクロフェナクナトリウムを主成分とした世界初の経皮吸収型全身作用性NSAIDsであり、既存のがん疼痛に対するNSAIDs治療の革新的投与方法を確立した。表7にジクトル®テープの有益性を筆者なりにまとめた。

表6 │ 『がん疼痛の薬物療法に関するガイドライン2020年版』CQ2

CQ　がん疼痛のある患者に対して、NSAIDs の投与は推奨されるか？
がん疼痛（軽度）のある患者に対して、NSAIDsの投与（初回投与）を推奨する。 　1B（強い推奨、中等度の根拠に基づく）[*2,*3]
オピオイドが投与されているにもかかわらず、適切な鎮痛効果が得られていない、がん疼痛のある患者に対して、オピオイドとNSAIDsの併用を条件付きで推奨する。 　2C（弱い推奨、弱い根拠に基づく）[*2,*3] 　条件：オピオイドが投与されているにもかかわらず、十分な鎮痛効果が得られない、または有害作用のため、オピオイドを増量できないとき。

（文献5より引用）

表7 │ ジクトル®テープの4つの有益性

① WHO三段階除痛ラダー1段階目〜3段階目までどの段階でも使用できるがん疼痛治療NSAIDsである。 ② 1日1回投与の貼付剤であり、安定した血中濃度が維持できる。 ③ 貼付剤のため、患者の状態変化（嘔気などによる内服困難）による投与経路の変更をせずに済む。 ④ 貼付剤のため服薬アドヒアランスの確認がしやすい。

ジクトル®テープとフェントス®テープの併用の可能性

　冒頭にも示したが、ジクロフェナクを含むNSAIDsおよびオピオイド鎮痛薬はいずれも追加投与することにより有効性を増加させるというMcNicolらの報告がある[18]。また、『がん疼痛の薬物療法に関するガイドライン2020年版』[5]でも単剤、併用それぞれの推奨度が示されている。

　そのようななか、本剤発売後に筆者が経験したジクトル®テープ単剤症例（1〜3）とジクトル®テープとフェントス®テープの併用症例（4〜6）を共有させていただきたい。

Case study

1. 耳下腺がんに対し化学療法、放射線治療中の症例

　患者：45歳、男性
　診断：耳下腺がん、多発骨転移、皮膚転移、脳転移、腹膜転移
　PSスコア：4

経　過

　徐々に病状悪化していた。頸部の疼痛コントロール目的に緩和ケアチームへ依頼があり、疼痛コントロール開始となった。初診時、右頸部に腫脹を伴うnumerical rating scale（NRS）6の痛みを訴えるも、日内で意識レベルの変動［japan coma scale（JCS）I-1〜II-10］があった。頭痛の訴えはあまりなかった。画像では脳転移が認められていた（図a、b）。主科より脳転移に対してステロイドなどの対症療法が行われていた。

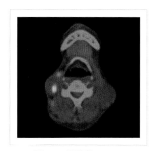

図a　脳PET（頸部）

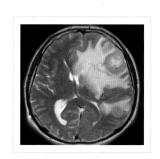

図b　脳MRI

表　採血結果

生化学		血液			凝固	
AST	25	血算	WBC	4.90	PT	12.5
ALT	17		RBC	4.37	PT-NC	11.5
ALP	45		Hb	12.3	PTヒ	1.09
LD	280		Ht	38.2	PT-INR	1.10
GGT	49		MCV	87.4	PT%	83
T-Bil	0.7		MCH	28.1	APTT	34.2
TP	5.1		MCHC	32.2	APTT-NC	30.0
Alb	2.3		RDW	13.8	Dダイマー	4.6
UN	15.2		PLT SI	396		
Na	136		PLTジョウ	39.6		
K	4.2		MPV	8.8		
Cl	102	フローサイト%	NEUTRO%	83.8		
CRE	0.80		EOSINO%	1.8		
eGFR	83.1		BASO%	0.4		
Glu	75		MoC%	6.8		
CK	20		LYMPHO%	7.2		
CRP	7.56	フローサイト#	NEUTRO#	4.09		
乳び	0		EOSINO#	0.09		
溶血	0		BASO#	0.02		
黄疸	0		MoC#	0.33		
			LYMPHO#	0.35		

　誤嚥のリスクもあったため、経口薬ではなくオキシコドン持続静注でタイトレーションを行った。オキシコドン持続静注10mg/日を開始したところ、呼吸抑制は出ないものの行動抑制が出現し、その後漸減するもあまり効果的でなかった。患者自身も眠気を不快と感じている状態であった。

　また、耳鼻科での加療中止が決まり、自宅近くの療養病棟への転院が決まりつつあった。そこで、1日用製剤で安定した薬理作用が期待できること、投与経路の変更が不要であることなどから、ジクトル®テープ150mg/日の貼付を開始した。貼付翌日はまだ疼痛の訴えがあったが、貼付2日目になると疼痛の訴えはほぼなくなった。意識レベルはジクトル®テープ貼付前と変わらなかった。その後も貼付を継続したが、疼痛増強なく転院となった。

考　察

　オキシコドン注射製剤について添付文書上、脳に器質的障害のある患者においては呼吸抑制や頭蓋内圧の上昇を起こす恐れがあるため、慎重投与となっている。オキシコドン注射製剤を減量しても行動抑制が出現していた段階で、ほかのオピオイド鎮痛薬へスイッチングすることも検討したが、身体状況や療養場所などを総合的に判断した。そのなかでもジクトル®テープを選択する一番の理由となったのは、患者本人の「なるべく意識を保ちたい」という願いが強かったためであった。

　疼痛治療のゴールは、身体症状、療養場所、患者本人、家族の思いなどにあわせて人それぞれ異なるものだと考える。ジクトル®テープを使用し、本人の願いに寄り添える治療ができたことを共有したい。

Case study

2. 前立腺がんで入院加療中の症例

　患者：88歳、男性

　診断：前立腺がん、多発骨転移（図）

　PSスコア：2

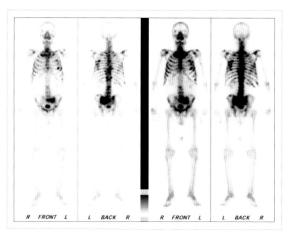

図　NM（骨シンチグラフィー）

表 採血結果

生化学			
AST	129	Cl	103
ALT	15	Ca	7.2
ALP	245	C-Ca	8.5
LD	1,307 希釈	UA	9.0
GGT	486	CRE	0.79
T-Bil	1.0	eGFR	69.5
TP	5.4	AMY	24
Alb	2.7	Glu	110
UN	35.2	CK	427
Na	137	CRP	5.38
K	5.0		

経　過

　全身にNRS3〜4の体動時痛があり、緩和ケアチーム介入依頼となった。初診時、すでにロキソプロフェンナトリウム180mg/日を内服していたが、夜中から朝方の疼痛増強を訴えていた。痛みのために夜間不眠も生じていた。また、がん治療のため内服薬が多く、服薬が負担となって食事があまり食べられないと訴えており、少しでも内服薬を減らしたいという希望があった。そこで、ジクトル®テープ75mg/日の貼付を開始した。3日目になり、やや疼痛軽減するも自制内にはならなかったため、150mg/日へ増量して経過をみたところ、体動時痛もNRS1〜2に軽減し、夜間良眠できるようになった。その後、皮膚のかぶれや貼り換え忘れなど使用に関しての問題もなく継続できている。

考　察

　がん患者の多くが主となる治療薬をはじめ、対症療法や併存疾患に対しての治療薬など多数の薬剤を併用しているため、ときにポリファーマシーが問題となる。本症例においても同様で、服薬が負担となって食事が摂りにくくなっていた。また、ロキソプロフェンナトリウムの内服はしていたものの、薬の切れ間の時間に疼痛増強がみられた。これらの問題点を解消する目的でロキソプロフェンナトリウム内服を中止し、ジクトル®テープへのスイッチングを行った。

ジクトル₀テープと経口ジクロフェナクナトリウムのCmax、AUC、バイオアベイラビリティは次の通りである。ジクロフェナクナトリウム錠を100mg/日で経口反復投与した際の定常状態におけるCmaxは415ng/mL、AUC$_{0-24}$は3,992ng・時間/mL（推定値）であり、ジクトル₀テープ225mg/日を反復貼付した際の定常状態におけるCmaxは294.16ng/mL、AUCは3,052.2ng・時間/mLで、ジクトル₀テープ225mg/日のジクロフェナクナトリウム錠100mg/日に対するバイオアベイラビリティは約76%と推測されている[20]。また、ラットイースト炎症足疼痛モデルを用いたNSAIDsの鎮痛作用比較試験において、ジクロフェナクナトリウムの効力比を100%とすると、ロキソプロフェンナトリウムの効力比は49.2%だった[21]。

　本症例では、経口でのジクロフェナクナトリウム投与100mg/日より少ない用量で鎮痛効果があったことになる。疼痛強度はNRS3～4と高度ではなかったが、薬の切れ間の疼痛増強を補うことで、患者の夜間良眠につながった症例であると考える。

Case study

3. 肺がん術後、転移性脳腫瘍再発の症例

　患者：70歳、男性

　診断：肺がん術後、転移性脳腫瘍再発（図）

　PSスコア：3

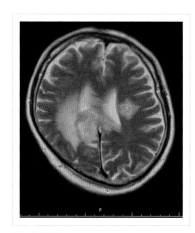

図　脳MRI

表　採血結果

生化学			血液		
AST	45			WBC	9.00
ALT	86			RBC	4.81
ALP	231			Hb	14.7
LD	422			Ht	43.4
GGT	181			MCV	90.2
T-Bil	0.5		血算	MCH	30.6
TP	5.7			MCHC	33.9
Alb	2.9			RDW	13.2
UN	12.0			PLT SI	237
Na	139			PLTジョウ	23.7
K	3.4			MPV	9.3
Cl	101			NEUTRO%	79.2
Ca	8.2			EOSINO%	0.0
C-Ca	9.3		フロー	BASO%	0.3
CRE	0.39		サイト%	MoC%	2.1
eGFR	160.6			LYMPHO%	18.4
CRP	0.22			＊コメント	標本確認
乳び	0			NEUTRO#	7.13
溶血	0			EOSINO#	0.00
黄疸	0		フロー	BASO#	0.03
			サイト#	MoC#	0.19
				LYMPHO#	1.66

経　過

　頭痛の症状緩和を目的に緩和ケアチームへ依頼があり、疼痛コントロールを開始した。主治医の予後予測は2週間程度であった。積極的治療は中止となっており、BSCを継続する方針となっていた。また、治療中止に伴い、自宅近医への転院調整が進められていた。主科より脳転移に対してステロイドなどの対症療法が行われていた。

　初診時の意識レベルはJCS Ⅱ-10だが、時折頭が痛いと声に出すことがあった。発語のない状態でも苦痛表情はみられていた。頭痛の訴えがあり鎮痛薬が検討された。内服は困難であり、静脈路の確保もない状態であった。そこで、ジクトル®テープ150mg/日を開始した。1〜3日目までは疼痛に変化はなかったが、4日目になると頭痛の訴えはなくなり、穏やかな表情で過ごす時間が増えてきた。意識レベルは貼付開始前から不変であった。貼付開始後5日目で転院となった。

考　察

　予後予測が週単位、かつ近日中に転院をしなければならず、鎮痛薬の選択に悩む症例であった。ジクトル®テープの選択については、経口や経静脈投与をせずに済むこと、全身状態の悪化が予想される終末期にも使用しやすいことが主な理由となった。本症例は4日目で苦痛表情が改善してきたが、日々状態悪化が進行するなかで実際どれほどの効果があったかは評価が難しいところである。なお、ジクトル®テープのインタビューフォームでは、「血中濃度は投与後168時間（投与7回目）以降に定常状態に達した」とあるため[21]、その期間治療評価ができる条件が望ましいのかもしれない。

Case study

4. 多発性骨髄腫で入院加療中の症例

　患者：71歳、女性

　診断：多発性骨髄腫

　PSスコア：4

経　過

　画像では胸腰椎多発椎体圧迫骨折が認められた（図a、b）。疼痛コントロール目的に緩和ケアチームへ依頼となった。初診時、安静時NRS4〜5、体動時NRS8〜9と高度の痛みがあった。コルセット作製や理学療法も併用しながら、疼痛コントロールを始めた。フェンタニル経静脈投与でのタイトレーションを行い、フェンタニル持続静注約1,200μg/日でNRS2〜3と疼痛コントロールは良好となった。2週間後に自宅退院が控えていたため、ベース薬はフェントス®テープ、レスキュー薬はアブストラル®舌下錠を選択し、スイッチングを行った。その後タイトレーションを行い、フェントス®テープ4mg/日で体動時NRS4程度の痛みに軽減した。

　退院後、緩和ケア外来へ通院していたが、入院から退院による療養環境変化のため、疼痛はNRS5〜6とやや増強していた。オキシコドン速放性製剤の使用やフェントス®テープ増量も行ったが、使用後の行動抑制が出現したり、食思が低下したりと副作用が問題となっていた。そこで、ジクトル®テープ150mg/日の併用を開始したところ（写真）、1週間後の外来ではNRS3〜4と改善、疼痛自制内となっていった。レスキュー薬を使用せず生活でき、徐々に家事や散歩などをするようになっていた。

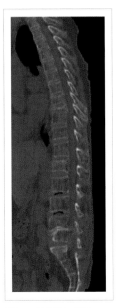

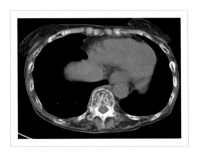

図b　腹部CT

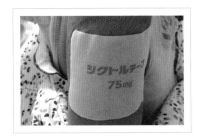

図a　全脊椎矢状断　　　　　写真　ジクトル®テープ貼付の様子

ジクトル®テープ初回投与から1ヵ月が経過し、一度ジクトル®テープを中止したところ疼痛が再燃したため、ジクトル®テープ150mg/日にて再開した。2週間後の外来では以前と同じように家事ができるようになり、その後も日常生活動作（ADL）が改善し、継続使用している。

考　察

　フェントス®テープとジクトル®テープの併用症例を経験した。高度の疼痛がある際にはオピオイド鎮痛薬を減量することが難しい。増量により副作用が忍容できない場合にはNSAIDsの併用が効果的なこともある。『がん疼痛の薬物療法に関するガイドライン2020年版』では、オピオイド鎮痛薬とNSAIDsの併用は2Cと弱い推奨ではあるが[5]、臨床上は有用なことが少なくない。特に筋骨格系の痛みや炎症が強いような場合には、NSAIDsの薬効を考えると至極当然のことのように思える。ただし、NSAIDs投与による副作用、併用薬との相互関係など、常に処方開始、処方継続にあたっては細心の注意が必要と考える。NSAIDsと併用薬の相互関係を表8に示す[5]。

表8 | 主なNSAIDsの相互作用

併用薬＼主なNSAIDs	セレコキシブ	メロキシカム	ロキソプロフェン	イブプロフェン	フルルビプロフェン	ジクロフェナク	ナプロキセン	予想される臨床症状
ワルファリン	+	+	+	+	+	+	+	CYP2C9の競合阻害によるプロトロンビン時間の延長
メトトレキサート		+	+	+	+	+	+	腎臓におけるプロスタグランジン合成阻害によるメトトレキサートの作用増強
ACE阻害薬／アンジオテンシンII受容体拮抗薬	+	+	+	+		+	+	腎臓におけるプロスタグランジン合成阻害による降圧効果を減弱
ループ利尿薬／サイアザイド系利尿薬	+	+	+	+	+		+	腎臓におけるプロスタグランジン合成阻害による降圧効果を減弱
ジゴキシン						+		腎臓におけるプロスタグランジン合成阻害によるジゴキシンの作用増強
SU薬		+	+	+			+	血中蛋白の結合抑制による血糖降下作用の増強
ニューキノロン系抗菌薬			+	+	+	+	+	脳内のGABAの受容体結合の阻害による痙攣誘発
ペメトレキセド	+	+						腎臓におけるプロスタグランジン合成阻害によるペメトレキセドの作用増強
抗凝血薬／抗血小板薬	+	+				+	+	血小板凝集阻害のため出血の危険性の増大
SSRI	+	+				+		血小板凝集阻害のため出血の危険性の増大
CYP2C9を阻害する薬剤（フルコナゾール、ボリコナゾール）	+				+	+	+	CYP2C9の代謝阻害によるNSAIDsの作用増強

※セレコキシブとパロキセチンとの併用によりセレコキシブの作用減弱、パロキセチンの作用増強
※メロキシカムとグリベンクラミドとの併用によりメロキシカムの作用増強。
※フルルビプロフェンとニューキノロン系抗菌薬のロメフロキサシン、ノルフロキサシン、プルリフロキサシンは併用禁忌。
ACE：アンジオテンシン変換酵素、SU：スルホニル尿素、GABA：γ-アミノ酪酸、SSRI：選択的セロトニン再取り込み阻害薬。

(文献5より引用)

Case study

5. 中咽頭がんで化学療法中の症例

患者：49歳、男性

診断：中咽頭がん

PSスコア：2

経　過

　疼痛コントロール目的に緩和ケアチーム依頼となった。初診時、腫瘍による喉の痛みを訴えられていた。普段はNRS5 〜6程度であるが、水分摂取などによる嚥下時に

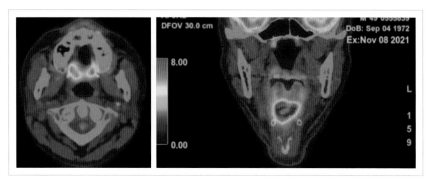

図　PET（頸部）

表　採血結果

生化学				血液					
AST	10	Cl	102		WBC	9.50		RDW	13.1
ALT	12	UA	5.9		RBC	2.30	血算	PLT SI	469
LD	99	CRE	0.94		Hb	7.1		PLTジョウ	46.9
GGT	63	eGFR	67.9	血算	Ht	22.0		MPV	8.7
UN	27.3	乳び	0		MCV	95.7			
Na	138	溶血	0		MCH	30.9			
K	5.8	黄疸	0		MCHC	32.3			

はNRS10と急激な疼痛増強があった。PETでは疼痛部位に一致した集積像を認めた（図）。

　静脈路が確保されている状態であったため、フェンタニル経静脈投与でのタイトレーションを開始した。その結果、維持はフェンタニル持続静注1,770μg/日、レスキューはフェンタニル静注200μg/日で疼痛コントロールがある程度図れた。しかし、夜間も喉の一部がしみる、焼けるような痛みが遷延していたため、フルルビプロフェンアキセチル50mg/回の経静脈投与を1日2回開始した。同時にランソプラゾール30mgの経静脈投与も開始した。投与した日から同部位の痛みの軽減がみられ、夜間も休めるようになった。

　一時退院の方針となったため、順次フェンタニル経静脈投与をフェントス®テープ6mgへスイッチングし、フルルビプロフェンアキセチルの経静脈投与をジクトル®テープ225mg/日へ変更した。その間水分を飲むとむせこむようになり、経口摂取は難し

くなっていた。経管栄養も併用していたため、ランソプラゾールはOD錠へ変更し溶解後、経管より注入投与とした。変更後も疼痛増強はなく、無事退院となった。

考　察

　オピオイド鎮痛薬は侵害受容性に効果があるが、局所の腫瘍による炎症や熱傷の痛みは抑えきれない印象がある。もちろん行動抑制が出るほどに増量すれば痛みを感じにくくすることはできるかもしれないが、生活の質（QOL）という点では劣ってしまう。筆者の経験では、NSAIDsを併用することでオピオイド鎮痛薬の副作用を最小限にしつつ疼痛コントロールができる場合も少なくない。今回のように喉の腫脹、熱感があり、明らかに炎症を伴っている場合にはNSAIDsを併用するメリットは高いのではないだろうか。

　ジクトル®テープを使用する際に制酸剤の投与の有無を検討する必要性がある。『消化性潰瘍診療ガイドライン2020 改訂第3版』に「CQ5-6　NSAIDs潰瘍発生予防にCOX-2選択的阻害薬は有用か？　推奨：NSAIDs潰瘍発症の予防にCOX-2選択的阻害薬の使用を推奨する。【推奨の強さ：強（合意率100%）、エビデンスレベル：A】」[*4,*5]と記載がある[22]。Proton pump inhibitor（PPI：プロトンポンプ阻害薬）とNSAIDsの併用群とCOX-2選択的阻害薬単独群との比較ではほぼ同程度の再出血率であり、COX-2選択的阻害薬の出血予防効果が証明されている[22]。ジクロフェナクナトリウムはCOX-2阻害作用が強い[16]が、COX-2選択性が高いわけではない。よって消化性潰瘍の発症リスクを抑える目的として、患者にあわせて適宜PPIの投与を検討する必要がある。本症例では病状変化により内服困難となったが、経管栄養法により注入投与することができたため、PPI併用とした。

---

*4　『消化性潰瘍診療ガイドライン2020 改訂第3版』の推奨の強さ
　　強（強い推奨）：“実施する”ことを推奨する。“実施しない”ことを推奨する。
　　弱（弱い推奨）：“実施する”ことを提案する。“実施しない”ことを提案する。

*5　『消化性潰瘍診療ガイドライン2020 改訂第3版』のエビデンスレベル
　　A：質の高いエビデンス（High）：真の効果がその効果推定値に近似していると確信できる。
　　B：中程度の質のエビデンス（Moderate）：効果の推定値が中程度信頼できる。真の効果は、効果の推定値におおよそ近いが、それが実質的に異なる可能性もある。
　　C：質の低いエビデンス（Low）：効果推定値に対する信頼は限定的である。真の効果は、効果の推定値と、実質的に異なるかもしれない。
　　D：非常に質の低いエビデンス（Very Low）：効果推定値がほとんど信頼できない。真の効果は、効果の推定値と実質的におおよそ異なりそうである。

6. 膀胱がん、多発骨転移で入院加療中の症例

患者：84歳、女性

診断：膀胱がん、多発骨転移、軽度認知症（MMSE：20点）

PSスコア：3

経　過

　主科よりオキシコドン製剤を処方されていたが、レスキュー使用回数が9～11回/日と使用回数が多く、疼痛コントロールに難渋していた。多発骨転移の疼痛コントロール目的に緩和ケアチームへ依頼となった。介入時にすでに積極的治療は中止の方針となっており、疼痛コントロールができ次第自宅退院の予定となっていた。

　初診時、オキシコドン徐放性製剤10mg/日、オキシコドン速放性製剤2.5mg/回をすでに内服中であった。右肺部、恥骨部、仙骨などCT画像上の多発骨転移部に一致した疼痛を認めた（図）。それ以外にも会陰部の痛みを強く訴えていた。会陰部の視診では異常はなかった。

　疼痛強度はNRS8～9であるが、faces pain scale（FPS）では1～2程度で、会話中笑顔もみられた。病棟スタッフは痛みの訴えがあるとレスキュー薬を内服させていたが、中等度認知症もあり、痛みが本当にあるのか評価が難しいと話していた。認知症では精神科も併診していた。PSスコアは3であり、ほぼベッド上での生活であった。

　自宅退院を予定されていたが、退院後の内服自己管理は困難と判断し、鎮痛薬の変更を行った。オキシコドン徐放性製剤10mg/日からフェントス®テープ0.5mg/日へスイッチングし、レスキュー薬は同製剤を継続、左側仙骨部の神経障害に対しプレガバリン50mg/日を開始した。その後も痛みの訴えが強く、その都度レスキュー薬を使用していた。使用後は傾眠となっていた。プレガバリンを100mg/日へ増量するとレスキュー使用回数は8回/日と少し減った。プレガバリンを150mg/日へ増量すると眠気が出現し、食事摂取が難しくなったため、プレガバリン100mg/日へ減量した。眠気が改善したところでフェントス®テープを漸増し、3mg/日へ増量したところで行動抑制が強くなったが、声を掛けられ目が覚めるとすぐに「痛い、痛い」と訴えていた。しかし、痛みの訴えはあるものの時折笑顔で昔の話をしていた。フェントス®テープ2mg/日へ減量したところ行動抑制は改善したものの、疼痛の訴えはフェントス®

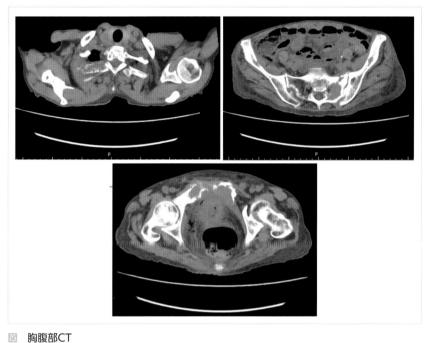

図　胸腹部CT

表　採血結果

生化学			
AST	13	Cl	101
ALT	7以下	Ca	10.1
ALP	120	C-Ca	11.6
LD	225	UA	4.8
GGT	21	CRE	0.57
T-Bil	0.3	eGFR	74.3
TP	5.4	AMY	43
Alb	2.5	CRP	1.74
UN	12.5	乳び	0
Na	139	溶血	0
K	4.5	黄疸	0

血液					
	WBC	3.70	フローサイト%	NEUTRO%	69.8
	RBC	2.48		EOSINO%	3.6
	Hb	8.1		BASO%	0.3
	Ht	26.5		MoC%	8.5
	MCV	106.9		LYMPHO%	17.8
血算	MCH	32.7	フローサイト#	NEUTRO#	2.56
	MCHC	30.6		EOSINO#	0.13
	RDW	13.3		BASO#	0.01
	PLT SI	164		MoC#	0.31
	PLTジョウ	16.4		LYMPHO#	0.65
	MPV	11.5			

テープ増量前と同様の症状となった。そこでフルルビプロフェンアキセチル50mg/回の経静脈投与を開始した。すると疼痛の訴えも減り、日中テレビを見たり、食事も介助なしですることができ、摂食量も増えた。

自宅退院にあたり、フルルビプロフェンアキセチルをジクトル®テープ150mg/日へスイッチングした。貼付した日からフルルビプロフェンアキセチルは中止とした。貼付から1日目はレスキュー使用回数が一時的に増加したものの、2日目には変更前と同程度（レスキュー1〜2回/日）となった。その後療養環境を調整したうえで、自宅退院となった。

考　察

　本症例は中等度認知症のある患者で、主治医、病棟スタッフらは疼痛評価に難渋した。症状に一致した画像所見もあり、ある程度のがん疼痛は存在していると考えられた。疼痛評価はNRSやFPSなどの疼痛強度評価だけでなく、日常生活支障度、QOL尺度、睡眠の質、心理社会的要素など総合的評価が必要である。特に、痛みの訴えがほかの評価と乖離しているときには、痛み以外の要素も考えなければならない。

　今回の症例は中等度認知症で通院歴のある患者であり、前述のような総合的評価が必要であった。また、オピオイド鎮痛薬が効きにくいとされる神経障害性疼痛の併存もあった。画像診断、臨床症状から痛みの原因にあわせた鎮痛薬、鎮痛補助薬を適切に使用することで疼痛コントロールだけでなく、QOLの改善も図れた。

　オピオイド鎮痛薬、プレガバリンはどちらも行動抑制や眠気が副作用にあり、ADLに悪影響を及ぼすことも少なくない。そのようななか、オピオイド鎮痛薬とNSAIDsを併用するメリットは十分にあると考える。また、COX-2選択的阻害薬以外のNSAIDs使用にあたっては常に消化性潰瘍、腎障害、心血管イベントなどの発症リスクを考えなければならない。かつ、リスク軽減に最大限の注意をはらう必要があるだろう。

おわりに

　ここまで本書のテーマに沿って、既存の経皮吸収型全身作用製剤であるフェンタニル貼付剤、そして2021年にわが国で発売された世界初のがん疼痛に適応をもつ経皮吸収型全身作用製剤であるジクロフェナクナトリウム貼付剤の歴史的背景、特性、臨床について述べてきた。がん疼痛治療において治療薬選択の幅が広がることは、WHO鎮痛薬投与の4原則にあわせた理想の疼痛治療に近づくために大きな役

割を果たすだろう。リスボン宣言にこのような文言がある。

「医師は、医療の質の擁護者たる責任を担うべきである。」

　治療薬の特性を理解し、医療者同士で共有する責務がわれわれにはあるだろう。手術、化学療法、放射線治療などの積極的治療の進歩により、がん患者の生存期間は延びている。言い換えれば、がん患者は長い期間、不快な症状と向き合わなければならないともいえるだろう。そして身体症状の変化、療養場所の変更（病院⇄在宅）も余儀なくされている。フェンタニル貼付剤、ジクロフェナクナトリウム貼付剤が今後そのような患者、家族にとって大きな力となることを切に願う。

文献

1) ヤンセンファーマ株式会社. デュロテップ®MTパッチ添付文書. https：//s3-ap-northeast-1. amazonaws.com/medley-medicine/prescriptionpdf/800155_8219700S5026_1_18. pdf（閲覧：2022-06-29）
2) 久光製薬株式会社, 協和キリン株式会社. フェントス®テープ添付文書. https：//s3-ap-northeast-1.amazonaws.com/medley-medicine/prescriptionpdf/650034_821970 1S1025_1_24.pdf（閲覧：2022-06-29）
3) 加賀谷 肇（監・編）. 的場元弘, 田中昌代（編）. がん疼痛緩和ケアQ&A 効果的な薬物治療・QOLの向上をめざして チームで患者さんをサポート. 東京：じほう；2006.
4) 鍋島俊隆. オピオイド受容体のサブタイプとその特性. 緩和医療学. 2009；11：149-54.
5) 日本緩和医療学会 ガイドライン統括委員会（編）. がん疼痛の薬物療法に関するガイドライン 2020年版. 東京：金原出版；2020.
6) 世界保健機関（編）, 武田文和（訳）. がんの痛みからの解放 WHO方式がん疼痛治療法 第2版. 東京：金原出版；1996.
7) Wang DD, Ma TT, Zhu HD, et al. Transdermal fentanyl for cancer pain：Trial sequential analysis of 3406 patients from 35 randomized controlled trials. J Cancer Res Ther. 2018；14（Supplement）：S14-S21.
8) Hadley G, Derry S, Moore RA, et al. Transdermal fentanyl for cancer pain. Cochrane Database Syst Rev. 2013；2013：CD010270.
9) Tournebize J, Gibaja V, Frauger E, et al.; et le réseau français d'addictovigilance. ［French trends in the misuse of Fentanyl：From 2010 to 2015］. Therapie. 2020；75：491-502.
10) Guliyev C, Tuna ZO, Ögel K. Fentanyl use disorder characterized by unprescribed use of transdermal patches：a case report. J Addict Dis. 2022；40：285-90.
11) Tadrous M, Greaves S, Martins D, et al. Evaluation of the fentanyl patch-for -patch program in Ontario, Canada. Int J Drug Policy. 2019；66：82-6.
12) Schauer CK, Shand JA, Reynolds TM. The Fentanyl patch boil-up-A novel method of opioid abuse. Basic Clin Pharmacol Toxicol. 2015；117：358-9.

13) 島田和幸, 川合眞一, 伊豆津宏二, 他 (編). 今日の治療薬2022 解説と便覧. 東京：南江堂；2022.

14) 服部政治, 五十嵐妙, 寶田潤子, 他. がん性疼痛におけるオピオイド. Drug Delivery System. 2011；26：461-7.

15) 山口重樹, 北島敏光, Taylor DR. 新しいオピオイドを活用する フェントステープ. 緩和ケア. 2011；21：578-81.

16) Cryer B, Feldman M. Cycrooxygenase-1 and cycrooxgenase-2 selectivity of widely used nonsteroidal anti-inflammatory drugs. Am J Med. 1998；104：413-21.

17) 日本ペインクリニック学会. NSAIDsとアセトアミノフェン. https：//www.jspc.gr.jp/igakusei/igakusei_keynsaids.html (閲覧：2022-06-29)

18) McNicol E, Strassels SA, Goudas L, et al. NSAIDS or paracetamol, alone or combined with opioids, for cancer pain (Review). Cochrane Database Syst Rev. 2005；(1)：CD005180.

19) Eisenberg E, Berkey CS, Carr DB, et al. Efficacy and safety of nonsteroidal antiinflammatory drugs for cancer pain：A meta-analysis. J Clin Oncol. 1994；12：2756-65.

20) 久光製薬株式会社. ジクトルテープ 75mg 2.5 臨床に関する概括評価. https://www.pmda.go.jp/drugs/2021/P20210311002/650034000_30300AMX00244_G100_1.pdf (閲覧：2022-06-29)

21) 久光製薬株式会社. ジクトル®テープ 75mg 医薬品インタビューフォーム. 2022. https://www.hisamitsu.co.jp/medical/data/zicthoru_i.pdf (閲覧：2022-06-29)

22) 日本消化器病学会 (編). 消化性潰瘍診療ガイドライン2020 改訂第3版. 東京：南江堂；2020. p.126.

第**4**章

慢性疼痛と貼付剤

慢性疼痛と貼付剤

木村 嘉之
獨協医科大学医学部麻酔科学講座 准教授

慢性疼痛に使用可能な貼付剤の種類

　痛みは国際疼痛学会 (International Association for the Study of Pain：IASP) によって「実際の組織損傷、もしくは組織損傷が起こりうる状態に付随する、あるいはそれに似た、感覚かつ情動の不快な体験」と定義されている[1]。そして、痛みのなかで「治療に要すると期待される期間を超えて持続する痛み、あるいは進行性の非がん性疼痛に基づく痛み」という条件を満たすものを慢性疼痛と定義している[2]。わが国で発表されている『慢性疼痛治療ガイドライン』[3] でもIASPの定義を採用している。

　この定義のなかの「治療に要すると期待される期間」に関して、以前は6ヵ月とされることが多かったようだが、近年では薬物療法などが充実したことで治療に要すると期待される期間が短縮したこともあり、発症から3ヵ月以上続く痛みを慢性疼痛とすることが多い。そして、慢性疼痛の定義に当てはまるくらいに痛みが長引く原因には、心理社会的な問題も関わっているため病態が非常に複雑で、その結果として治療に難渋することになる[3]。

　慢性疼痛に対して貼付剤で治療を試みる際に適応となるものは、経皮吸収型消炎鎮痛薬、フェンタニル経皮吸収型製剤、フェンタニルクエン酸塩経皮吸収型製剤、ブプレノルフィン経皮吸収型製剤などが考えられる。これらについて、日本ペインクリニック学会の『非がん性慢性疼痛に対するオピオイド鎮痛薬処方ガイドライン改訂第2版』[4]、痛みに関連する学会が合同で作成した『慢性疼痛治療ガイドライン』[3]、『慢性疼痛診療ガイドライン』[5] を参考にそれぞれの特徴を述べる。

1) 経皮吸収型消炎鎮痛薬

①NSAIDs (モーラス®パップ、モーラス®テープ、ロキソニン®テープなど)

　非ステロイド性抗炎症薬 (non-steroidal anti-inflammatory drugs：NSAIDs) の内服は慢性腰痛と変形性関節症に対して痛みと身体機能を改善するが、慢性腰痛ではその効果は小さいとされている。神経障害性疼痛では有効性を示す質の高いエビデンスは存在しない。また、線維筋痛症に対する使用は推奨されていない。

　モーラス®パップとモーラス®テープは、腰痛症 (筋・筋膜性腰痛症、変形性脊椎症、椎間板症、腰椎捻挫)、変形性関節症、肩関節周囲炎、腱・腱鞘炎、腱周囲炎、上腕骨上顆炎 (テニス肘など)、筋肉痛、外傷後の腫脹・疼痛、関節リウマチにおける関節局所の鎮痛、ロキソニン®テープは、変形性関節症、筋肉痛、外傷後の腫脹・疼痛に適応があるが、『慢性疼痛診療ガイドライン』では変形性関節症に対してのみ有効性を認めている[5]。特に変形性膝関節症に対して使用が推奨されている。しかし、変形性関節症以外の慢性疼痛に対しての有効性を示すエビデンスはない。

2) 経皮吸収型強オピオイド製剤

①フェンタニル経皮吸収型製剤 (デュロテップ®MTパッチ、ワンデュロ®パッチなど)
②フェンタニルクエン酸塩経皮吸収型製剤 (フェントス®テープなど)

　フェンタニルを含むオピオイド鎮痛薬 (強度) は、腰痛や変形性関節症などの運動器疾患と神経障害性疼痛に対して短期間であれば有用性が認められる。しかし、有害事象に対する忍容性が低いことと、長期投与により依存・乱用が懸念されることから、専門医が患者を厳選して使用することが求められており、専門医以外による処方は勧められない。そして、処方の際にはe-learning受講が必要であること、使用開始にはほかのオピオイド鎮痛薬からの切り替え (スイッチング) が必要など、使用にはいくつかの制限がある。

　また、一般的にはフェンタニル貼付剤と一括りにされているが、フェンタニルとフェンタニルクエン酸塩という2種類の薬物製剤があり、規格にも3日用と1日用の2種類がある。これらは製剤ごとに用量表示が異なるため、処方の際には注意が必要である。

　『非がん性慢性疼痛に対するオピオイド鎮痛薬処方ガイドライン 改訂第2版』[4]では、オピオイド鎮痛薬の処方量をモルヒネ換算で60mg/日以下とすることを推奨しており、フェンタニル貼付剤のそれぞれの処方用量の上限は、デュロテップ®MTパッチ

4.2mg/3日、ワンデュロ®パッチ 1.7mg/日、フェントス®テープ 2mg/日となる。慢性疼痛に対してオピオイド鎮痛薬の処方を行う際は、患者の安全を確保するためにガイドラインに従う必要があり、これらの処方上限は守られるべきである。

製剤規格の詳細については『非がん性慢性疼痛に対するオピオイド鎮痛薬処方ガイドライン 改訂第2版』[4)]に掲載されている経口モルヒネとフェンタニル貼付剤の力価換算表（表1）とオピオイド鎮痛薬の換算表（表2）を示すので参考にしていただきたい。

表1 | 経口モルヒネとのフェンタニル貼付剤の換算比

	経口モルヒネ塩酸塩 (mg/日)	30	60	120	180
経皮	デュロテップ®MTパッチ (mg/3日)	2.1	4.2	8.4	12.6
	ワンデュロ®パッチ (mg/日)	0.84	1.7	3.4	5
	フェントス®テープ (mg/日)	1	2	4	6
	平均吸収速度 (μg/時)	12.5	25	50	75
静注	フェンタニル注 (mg/日)	0.3	0.6	1.2	1.8

（文献4より引用）

表2 | オピオイド鎮痛薬の換算表

経口モルヒネ塩酸塩 (mg)	経口トラマドール (mg)	経口コデインリン酸塩 (mg)	ノルスパン®テープ (mg)	フェントス®テープ (mg) [※4]	ワンデュロ®パッチ (mg) [※5]	デュロテップ®MTパッチ (mg) [※6]
30	150	180	20	1	0.84	2.1
60	300	※2	※3	2	1.7	4.2
90	※1			3 (1+2)	2.54 (0.84+1.7)	6.3 (2.1+4.2)

※1：トラマドールは300mgが臨床有効限界。
※2：コデインは300mgが臨床有効限界。
※3：ノルスパン®テープは20mg上限投与量。ノルスパン®テープ20mgは0.48mg/日のブプレノルフィンを放出。
※4：フェントス®テープ1mgは0.3mg/日のフェンタニルクエン酸塩を放出。
※5：ワンデュロ®パッチ0.84mgは0.3mg/日のフェンタニルを放出。
※6：デュロテップ®MTパッチ2.1mgは0.3mg/日のフェンタニルを放出。

（文献4より引用）

3) 経皮吸収型弱オピオイド製剤

①ブプレノルフィン経皮吸収型製剤 (ノルスパン®テープなど)

　ブプレノルフィンはμオピオイド受容体部分作動薬として知られていたが、これは薬理学的なことであり、臨床的にはμオピオイド受容体完全作動薬として問題ない。鎮痛効果に天井効果はないが、呼吸抑制には天井効果があるため、ほかのオピオイド鎮痛薬と比べて呼吸抑制を引き起こす可能性が低い。また、腎機能障害のある患者にも用量調節不要で使用可能である。これらのことから高齢者などにも比較的安全に使用できる。ブプレノルフィンは第2種向精神薬として規制されている薬物であり、医療用麻薬の指定はされていないが、経皮吸収型製剤を処方する際にはe-learningの受講が必要となる。

　添付文書での適応は、非オピオイド鎮痛薬で治療困難な変形性関節症と腰痛症に伴う慢性疼痛である。神経障害性疼痛や線維筋痛症に対する適応はなく、『慢性疼痛診療ガイドライン』、『非がん性慢性疼痛に対するオピオイド鎮痛薬処方ガイドライン 改訂第2版』においても有用性は示されていない。各ガイドラインにおいても、慢性腰痛症や変形性関節症などの非がん性慢性疼痛患者に対する効果は高く、生活の質 (QOL) の改善も見込まれると記載されている。しかし、悪心・嘔吐などの副作用により中止となる症例もあるという記載もあり[4]、処方の際には注意が必要である。また、貼付部位のそう痒や発赤が問題となることもある。

慢性疼痛に対する貼付剤の使い分け

　前項では慢性疼痛に対して使用する貼付剤の特徴を述べたが、臨床で処方する際の使い分けについて、患者が貼付剤を使用するのはどのような場面が多いのか考えてみたい。打撲や捻挫などの急性痛の場合は当然であるが、今回の主題である非がん性慢性疼痛においてはどうだろうか。腰痛、肩こり、膝の痛みなどが多く思い浮かぶと思われる。これは図1に示す厚生労働省が報告している日本人の有訴者率[6]の上位に示される症状と一致しており、わが国には貼付剤の処方を考慮する患者が相当数いることが予想される。また、これは日本人の慢性疼痛患者が困っている部位とも一致しており (図2)[7]、特に腰痛の患者割合が多い。そこで腰痛を例にどのようなアプローチで貼付剤を選択したらよいか筆者の考えを述べる。

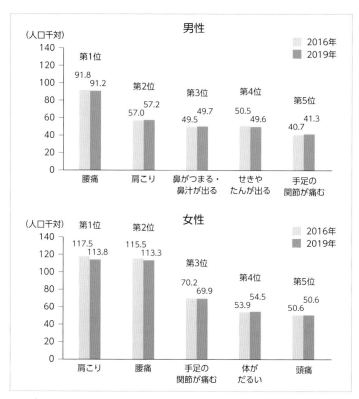

図1 | 日本人の有訴者率

注1) 有訴者には入院者は含まないが、分母となる世帯人員には入院者を含む。
注2) 2016 (平成28) 年の数値は、熊本県を除いたものである。

(文献6より引用)

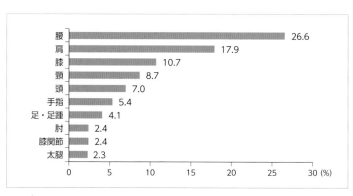

図2 | 慢性疼痛で困っている部位

(文献7より引用)

1) 経皮吸収型消炎鎮痛薬

おそらく最も処方頻度が高いものは経皮吸収型消炎鎮痛薬（湿布剤）であるが、その処方量が多すぎるため日本の医療経済を圧迫し、現在は処方量に制限がかかるようになっている。しかしながら、前述したようにわが国では腰痛や肩こりに困っている人が相当数おり、その人たちが治療を求めて医療機関へ来たときにそれに対応する薬物療法を行うことは当然と思われる。

経皮吸収型のNSAIDsの有効性を検討した論文は古くからあり[8,9]、実際に経皮吸収型消炎鎮痛薬は保険収載されている。そして、製薬会社各社が薬物の分子量や脂溶性を検討し、パップ剤、テープ剤、プラスター剤など剤形を工夫して薬物の浸透性を高める努力を重ねてきた結果、多くの製剤で薬物が角質を通り越し筋層へとたどり着くことができるようになった。患者の訴えから判断しても、筋・筋膜性腰痛に対しては効果を示しているように思われる。それにもかかわらず、『慢性疼痛診療ガイドライン』では外用NSAIDsの有用性を示すエビデンスがないことから、膝関節症以外の慢性疼痛に対してはその使用が推奨されていない[5]。

慢性疼痛では有効性が証明されていない理由については、推察の域を出ないが、局所作用製剤であるNSAIDs貼付剤の効果には限界があるのではないかと考えている。製薬会社の努力で製剤は進歩しているが、やはりそこには限界があり患部の奥深くまでは薬物が届いていない可能性が考えられる。そのため腰痛に対して湿布剤で疼痛管理を試みた場合、筋・筋膜性腰痛などの比較的浅い部分に原因のある痛みには鎮痛効果を示すが、筋層を超えたさらに深いところに原因のある椎間関節性腰痛や仙腸関節性腰痛では、薬物浸透力の限界のため十分な鎮痛効果が得られていないのではないだろうか。

腰痛の原因について検討した論文では、診断可能な腰痛はおよそ78％であり、その内訳は悪性腫瘍や椎間板ヘルニア、脊柱管狭窄症などの積極的な介入を検討するべきものが33.7％、ほかは筋・筋膜性腰痛17.5％、椎間関節性腰痛21.3％、仙腸関節性腰痛5.6％と報告している[10]。もし上記の推察が正しいのであれば、腰痛を訴える人たちに湿布剤を処方したとしても、効果が期待できるのは20％弱ということになる。そのため湿布剤の効能効果に腰痛症という記載があったとしても、安易な処方は行わず、湿布剤が治療効果を発揮する患者を厳選する必要がある。

今後は湿布剤で救える患者を確実に選別し、必要な患者のみに処方を行い、それ以外には湿布剤の処方を行わないといった工夫を継続し、湿布剤の有効率を上

昇させることが治療有効性の根拠を得るために必要なのではないだろうか。また、このような不必要な処方をなくす努力を積み重ねることが医療費の削減につながり、適切な治療を継続して提供することが可能になると考える。

2) フェンタニル（フェンタニルクエン酸塩）経皮吸収型製剤

　腰痛の原因から処方を検討すると、湿布剤の適応となる患者は20％弱である。それでは、湿布剤では十分な効果を期待できない痛みに対してどのような対応をしたらよいのだろうか。

　前述したように、湿布剤以外の鎮痛効果をもつ貼付剤は、フェンタニル（フェンタニルクエン酸塩）とブプレノルフィンといったオピオイド鎮痛薬の経皮吸収型製剤である。オピオイド鎮痛薬を使用する際には有害事象が懸念されるが、依存や乱用への対策としては、吸収が速くて血中濃度の上昇が速やかな剤型が乱用につながりやすいとされることから[4]、徐放製剤を処方することが推奨されている。貼付剤は、慢性疼痛に使用可能なオピオイド製剤のなかでは最も乱用に好まれない剤型であるため（図3）[4]、フェンタニル（フェンタニルクエン酸塩）貼付剤は依存になりにくく、比較的安全に使用できる製剤といえる。

　2010年に薬事法（現 薬機法）が改正され、フェンタニル（デュロテップ®MTパッチ）貼付剤の非がん性慢性疼痛に対する使用が追加承認され、2011年にブプレノルフィン経皮吸収型製剤（ノルスパン®テープ）とトラマドール塩酸塩／アセトアミノフェン配合錠（トラムセット®）が承認となり、2013年にフェンタニル貼付剤（ワンデュロ®

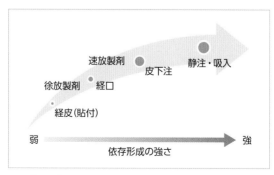

図3 ┃ **オピオイドの精神依存の形成と剤型の関連について**

（文献4より引用）

パッチ)、2014年にフェンタニルクエン酸塩貼付剤（フェントス®テープ）がそれぞれ慢性疼痛に対して追加承認されるなど、徐々に慢性疼痛に使用できるオピオイド鎮痛薬の選択肢が増えていった。2000年に米国で採択された「痛みの10年」宣言などの影響もあったのか、オピオイド鎮痛薬は一部の慢性疼痛患者に福音をもたらす可能性のある薬物として期待されていたようである。

　また、緩和ケア領域には、緩和ケアの啓蒙・教育を目的とした「日本緩和医療学会PEACEプロジェクト」という研修会があるが、2010～2014年頃はがん疼痛に対してオピオイド鎮痛薬の使用を推奨し必要十分量を処方するような内容のプログラムがあったためか、非がん性慢性疼痛に対してもがん疼痛と同じような対応をする医師も多かったように記憶している。

　わが国で最初に慢性疼痛に対して適応が承認されたオピオイド鎮痛薬は、3日用経皮吸収型製剤のフェンタニル貼付剤であるデュロテップ®MTパッチであった。この製剤はすでにがん疼痛の領域で広く使用されていたこともあり、痛みの治療にかかわる医師には使いやすい薬剤であったのかもしれないが、先に慢性疼痛に対してオピオイド鎮痛薬の使用を認めた諸外国で深刻なオピオイドの依存・乱用の報告が相次いでいたにもかかわらず、わが国での慢性疼痛に対するオピオイド鎮痛薬の使用は急速に広まっていったように感じる。

①3日用フェンタニル貼付剤（デュロテップ®MTパッチなど）

　3日用製剤であるため、貼付剤1枚の有効時間が長く血中濃度が安定し（図4）[11]、持続する痛みに対して継続した鎮痛効果を得ることができる。しかし、フェンタニル血中濃度が維持されていることが通常の状態になると、貼付剤が効果を発揮している状態を基準として身体評価するようになるためか、貼り換え時の血中濃度低下の際に感じる一時的な痛みの増強に不満を感じる患者も多かった。また、わが国では入浴時に湯船に入る習慣をもつ人が多く、体温上昇による血中濃度の変化や貼付剤の剥離などの問題を訴える患者もいた。ほかにも1週間という生活サイクルになじんでいるため、3日ごとの貼り換えを嫌がる患者などもおり、1日用のフェンタニル貼付剤であるフェントス®テープが非がん性慢性疼痛に適応拡大になると、1日用製剤に変更を希望する患者が多かった印象がある。

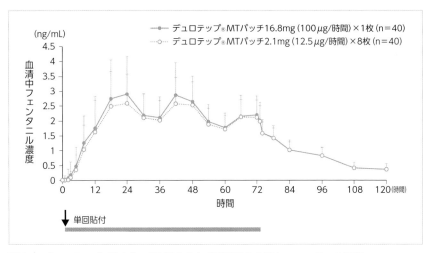

(ng/mL)
- ● デュロテップ®MTパッチ16.8mg (100μg/時間)×1枚 (n=40)
- ○ デュロテップ®MTパッチ2.1mg (12.5μg/時間)×8枚 (n=40)

血清中フェンタニル濃度

4.5
4
3.5
3
2.5
2
1.5
1
0.5
0

0　12　24　36　48　60　72　84　96　108　120(時間)

時間

↓ 単回貼付

図4 ┃ デュロテップ®MTパッチ貼付中および剥離後の血清中フェンタニル濃度

(文献11より引用)

②1日用フェンタニル貼付剤 (フェントス®テープ、ワンデュロ®パッチなど)

　1日用製剤であるが、定期的に反復貼付することにより3日目以降は安定したフェンタニル血中濃度を保つことができるため (図5)[12]、持続的な鎮痛効果を得ることが可能である。また、毎日貼り換えるため、入浴のタイミングで貼り換えができることも日本人の生活習慣には受け入れがよい印象がある。

　なお、フェンタニル (フェンタニルクエン酸塩) 貼付剤に関しては、3日用であっても1日用であってもフェンタニル (フェンタニルクエン酸塩) という薬物の特性に変わりはない。オピオイド鎮痛薬による強力な鎮痛作用が期待できると同時に、さまざまな有害事象が出現する可能性が高い。オピオイド鎮痛薬の有害事象として悪心・嘔吐、眠気、便秘がよく知られているが、長期に使用した場合にはこれら以外にも多くの有害事象が起こる。代表的なものとして、性腺機能低下 (月経異常、性欲低下、筋力低下、うつ症状、骨粗鬆症、脂質代謝異常、動脈硬化など)、副腎機能低下 (全身倦怠感、易疲労感、食欲不振、低血圧、電解質異常など)、成長ホルモン分泌不全 (易疲労感、気力低下、うつ症状、筋力低下、骨粗鬆症、糖代謝異常、動脈硬化など)、高プロラクチン血症 (乳汁分泌、月経異常、性欲低下など) が報告されている[13]。

　これらの有害事象は、場合によっては生活障害を引き起こす可能性があるにもか

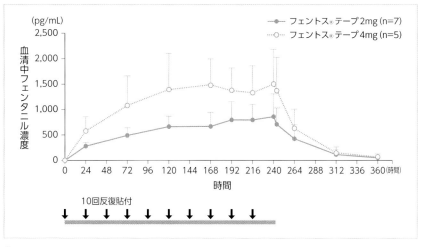

(pg/mL)

フェントス®テープ2mg (n=7)
フェントス®テープ4mg (n=5)

血清中フェンタニル濃度

2,500

2,000

1,500

1,000

500

0

0 24 48 72 96 120 144 168 192 216 240 264 288 312 336 360 (時間)

時間

10回反復貼付

図5 | **フェントス®テープ反復貼付時の血清中フェンタニル濃度**

血清中フェンタニル濃度 (平均値+標準偏差) 推移。 (文献12より引用)

かわらず、これまで医療者教育の場で取り上げられることはほとんどなく、医療者と患者の双方が危険性を理解せずに使用している可能性もあるため、注意が必要である。

　オピオイド鎮痛薬の有害事象のなかで最も深刻なのが、過量投与による呼吸抑制である。わが国におけるオピオイド鎮痛薬が原因となった死亡事故は、まだ社会問題になるほどの件数には至っていないが、2010年にオピオイド鎮痛薬が慢性疼痛に適応拡大して以降は、フェンタニルが死亡の原因となっている[14,15]。このことを考えると、慢性疼痛患者に対しては治療目標などに関する患者教育を行うとともに、繊細な用量調節が必要となる。また、オピオイド減量の際には退薬症候を起こさないように注意しながら漸減する必要がある。0.5mg製剤という低用量の規格を備えたフェントス®テープは細かな用量調節が可能であり、増量、維持、減量のどの期間であっても比較的安全に使用できるのではないかと考える。

3) ブプレノルフィン経皮吸収型製剤 (ノルスパン®テープなど)

　フェンタニル貼付剤は、オピオイド鎮痛薬のなかでは依存になりにくく比較的安全に使用できる薬物といえる。しかし、米国では医療機関から処方されたオピオイド鎮痛薬をきっかけとしオピオイド依存・乱用が起こり、オピオイドクライシスという社会問題となっている[16]。そして、わが国でも同様に、処方された薬物が原因の依存・

乱用が生じている[17]ことを考えると、フェンタニル貼付剤であっても安全であると断言することはできない。そこで、現在わが国で使用可能なもう1種類のオピオイド鎮痛薬の貼付剤であるブプレノルフィン貼付剤についてもその使用方法を確認してみたい。

ブプレノルフィンの薬物特性として、μ受容体の部分作動薬であることは前述した通りである。それ以外にもμ受容体に対する親和性が高く、モルヒネやオキシコドンなどのほかのオピオイドをμ受容体から追い出しブプレノルフィンに置き換える特性がある。そのため、海外においてオピオイド依存の治療の際にも使用されている[18,19]ことから、依存に関してブプレノルフィン製剤は安全に使用できる可能性が高いと考えられる。

また、ブプレノルフィン貼付剤の剤型の特性として、血中濃度の変化が緩徐であるため乱用に好まれにくく、1枚で7日間という長期にわたって血中濃度を安定に保つことができることがあげられる（図6）[20]。さらに、剥離後の血中濃度低下も緩徐であるため、退薬症候も起こしにくいのではないかと考えられる。ほかにも投与用量の上限が20mg（表2）[4]であり、オピオイド投与の高用量化を防ぐことができる。これらの点から、ブプレノルフィン貼付剤は治療期間が長くなることが予想される慢性疼痛患者に対して利点の多い薬剤であると考える。

処方する際にe-learningの受講が必須であるが、ブプレノルフィン製剤は麻薬指定されていないため、麻薬施用者免許が必要ないことも利点としてあげられるかもしれない。しかしこの点については、オピオイド鎮痛薬の安易な処方にもつながるため、

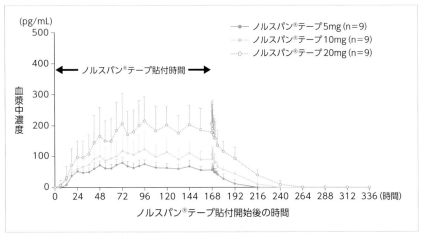

図6 ｜ ノルスパン®テープ貼付時の血漿中ブプレノルフィン濃度の推移

（文献20より引用）

注意が必要である。

　ブプレノルフィン貼付剤の適応は、非オピオイド鎮痛薬で治療困難な変形性関節症と腰痛症に伴う慢性疼痛となっており、適応病名は少ない。しかし、厚生労働省の調査（図1）[6]や慢性疼痛に関する痛みの部位の調査（図2）[7]では、腰痛症に困っている人が相当数おり、ブプレノルフィン貼付剤が助けになる患者の数はかなり多いと思われる。

　前述した山口大学整形外科で行った腰痛の原因に関する調査[10]では、悪性腫瘍や骨折、腰椎椎間板ヘルニア、腰部脊柱管狭窄症などの積極的な介入を検討するような疾患以外の腰痛の原因として、椎間関節性腰症、筋・筋膜症候群、仙腸関節性腰痛が多いと報告されている。これらの症状に対して多くは保存療法が選択される。薬物療法として貼付剤を用いる場合は、比較的浅層に病変のある筋・筋膜性腰痛に対しては湿布剤で対応し、湿布剤の効果が届きにくい深層に病変のある椎間関節性腰症と仙腸関節性腰症にはブプレノルフィン貼付剤がよい適応になるのではないだろうか。

　腰痛の原因分類では、椎間関節性腰症と仙腸関節性腰症をあわせると26.9％、筋・筋膜性腰痛が17.5％と腰痛全体の44.4％となる。しかし、これらの腰痛は画像検査で原因を特定することが難しく、非特異的腰痛とされることもある。腰痛という訴えで痛みの部位が同じであってもこれらは原因が異なっており、その治療法も異なるため綿密な診察を行い、しっかりと原因を特定することが重要である。それぞれの痛みに対応した薬物療法を行うことが患者の日常生活を取り戻す助けになると考える。

4）ジクロフェナクナトリウム経皮吸収型製剤（ジクトル®テープ）

　前項では腰痛症に対するブプレノルフィン貼付剤の可能性について述べた。オピオイド鎮痛薬にはさまざまな薬理作用があり、侵害受容伝達の抑制や下行性疼痛抑制系の活性化などの鎮痛作用も発揮される[4]。オピオイド鎮痛薬であるブプレノルフィンも椎間関節性腰痛や筋・筋膜性腰痛などの侵害受容性疼痛に対して鎮痛作用を発揮するため、症状を緩和し日常生活における障害を取り除く助けになると考えられている。しかし、ブプレノルフィン貼付剤には腰痛という症状を軽減する作用はあるが、腰痛を引き起こす原因となった椎間関節炎や筋・筋膜症候群に対しての直接的な治療効果はない。つまり、すべてのオピオイド鎮痛薬に共通の問題であるが、オピオイド鎮痛薬は対症療法であり、痛みの原因となっている病態に対する治療効

果はないと考えられる。

　椎間関節性腰痛や筋・筋膜性腰痛などは、炎症を介して侵害受容器を刺激することによって起こる侵害受容性疼痛と考えられるため、病態を改善するためには炎症を取り除く必要がある。一般的に炎症に対しての治療薬にはステロイドやNSAIDsが用いられ、慢性腰痛にはNSAIDsが選択されているのではないだろうか。しかし、前述したように湿布剤では椎間関節炎のような深層の病変には対応できず、内服薬では血中濃度が不安定になる可能性が高い。

　そこで注目したい薬剤がジクロフェナクナトリウム経皮吸収型製剤であるジクトル®テープである。本剤は2021年5月に「各種がんにおける鎮痛」の承認を得て、2022年6月に「腰痛症、肩関節周囲炎、頸肩腕症候群および腱鞘炎における鎮痛・消炎」に対しても承認された。これによって腰痛症などの慢性疼痛を治療する際の選択肢の1つとなった。

　ジクトル®テープは全身作用性の貼付剤であり、鎮痛効果は貼付部位にとどまらず全身に作用するため、椎間関節や仙腸関節などの皮膚から距離のある部位にも効果を発揮できると考えられ、内服薬の代用としての使用が期待できる。そのため腰痛という症状に対する鎮痛効果だけでなく、椎間関節炎や筋・筋膜症候群などの炎症性疾患に対する病状改善効果が期待される。

　ジクトル®テープは従来の湿布剤と異なり貼付部位と患部が一致している必要がないため、繰り返しの使用による皮膚障害を回避できる。内服薬では服用が食後に限定されることもあるが、ジクトル®テープはその制限がないため食事のタイミングと関係なく使用することができ、嚥下障害などを有する可能性の高い高齢者にも使用しやすいなどの特徴がある。さらに、内服薬と比べて血中濃度の急激な上昇や減少がなく、ジクロフェナクナトリウムの血中濃度が昼夜を問わず安定することで継続した鎮痛作用を発揮できるため（図7）[21]、内服薬の効果が消失する頃に痛みが強くなるなどの訴えの解消も期待できる。

　日本人の腰痛患者135名に対し、添付文書通りにジクトル®テープを貼付し52週間という長期にわたって安全性と有効性を検討した研究では、長期使用となっても腎機能障害、肝機能障害、心血管障害、胃腸障害などの発生頻度が増加しないと報告されている[22]。また、長期にわたって繰り返し使用しても有害事象の発生率は上昇せず、選択的COX-2阻害薬を長期使用した際の有害事象発生率と比較して非劣性であることが述べられている。また、鎮痛に関してもジクトル®テープ使用開始

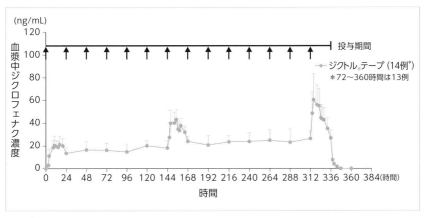

図7 ジクトル®テープ1枚を反復投与したときの血漿中ジクロフェナク濃度推移

注：ジクトル®テープの承認された1日量は2枚または3枚（ジクロフェナクナトリウムとして150mgまたは225mg）。

(文献21より引用)

2週間目から52週目まで効果が減衰することなく鎮痛効果が持続しており、薬剤耐性発現の可能性は少ないと結論している[22]。

これらの特徴から考えると、ジクトル®テープは生活サイクルや食事のタイミングにかかわらず1日を通して安定した鎮痛効果を得ることが可能であり、かつ長期間使用した場合でも重大な有害事象を発現する可能性が低いと考えられる。ジクトル®テープを有効に活用することで、痛みによって妨げられていた日常生活動作（ADL）を行うことができるようになり、夜間も安定した鎮痛効果が期待できるため睡眠が妨げられなくなるなど、日常生活全体の質の向上につながると考える。

以下に筆者のジクトル®テープの使用経験を記し、情報共有としたい。

Case study

1. 軽度腰椎側弯の症例

患者：50歳代、男性

現病歴

X-3年より右側腰痛および鼠径部痛があり、整形外科を受診し腰椎MRI検査

や椎間板造影などを行ったが外科的介入の適応がないと診断され、保存的治療を行ってきた。しかし、注射療法（詳細不明）やプレガバリン、デュロキセチン、NSAIDsなどの薬物療法では十分な効果が得られず、痛みのために就業困難となり離職している。その後、右腰臀部および右側腹部の痛みが増悪し、総合診療科を受診したが痛みの原因は明らかにならず、鎮痛処置目的にペインクリニックに紹介となった。

診察時には、右臀部の痛みを訴えていた。また、職場での対人関係によるストレスの影響も自覚していた。腰部単純X線写真では軽度の脊椎側弯症を認め（図a〜c）、歩行は踵体重の浮足であった。

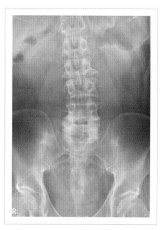

図a　腰椎単純X線写真（正面像）

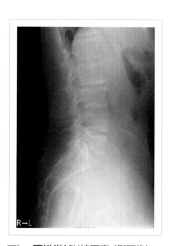

図b　腰椎単純X線写真（側面像）

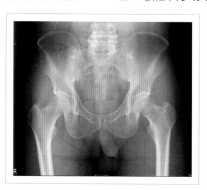

図c　骨盤単純X線写真（正面像）

経　過

　仙腸関節炎を疑い、診断目的に行った仙腸関節注射で効果を認めたため、消炎目的にジクトル®テープ75mg1日1枚を処方した。ジクトル®テープ75mgによって臀部痛は軽減し、ADLについての支障はなくなったため、処方継続となっている。しかし、痛みが完全に消失したわけではなく、患者が十分に満足するには至っていない。本症例においては、仙腸関節炎の原因は脊椎側弯であり、今後も改善の見込みはなく、症状の認容や継続的な運動療法、歩行姿勢改善などについて患者と相談しながら加療を継続している。

Case study

2．股関節手術後の症例

　患者：70歳代、女性

現病歴

　十数年前より変形性腰椎症、腰椎椎間板ヘルニア、腰部脊柱管狭窄症などの診断で痛みの管理を行っていた。整形外科では手術の適応なく、数年前までは運動によって腰痛が軽減することを自覚しており、経皮吸収型消炎鎮痛薬の使用のみで痛みは自己管理可能であった。しかし、X-3年に左股関節唇損傷に対する手術後から左股関節痛および腰痛の悪化を認め、歩行距離が短くなっていた。さらに、新型コロナウイルス感染症の蔓延に伴い、地域の体操教室の休止などがあり活動量が減少し、運動による痛みの調節が不良となっていた。

　そのほか、高血圧に対して降圧薬内服中であり、洞性不整脈に対して抗凝固療法とペースメーカー植込みが行われている。

経　過

　腰椎変形や股関節痛による姿勢の不安定性などがあるため（図a〜d）、椎間関節炎に起因する腰痛を疑い、COX-2選択的阻害薬を処方したが、患者自身が消化管潰瘍による出血を恐れ、積極的な内服は行っていなかった。そこで、ジクトル®テープ75mgが非がん性疼痛に適応拡大となったことを契機に、ジクトル®テープ75mg1日1枚14日分の処方を行ったところ、1週間で鎮痛効果を認め、従来の経皮吸収型消炎鎮痛薬のみで支障なく日常生活を送ることが可能となった。現在では感染症蔓延

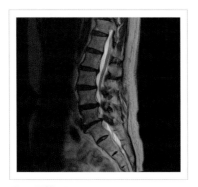

図a　腰椎MRI

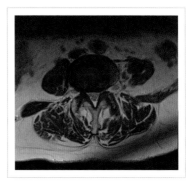

図b　腰椎MRI (L3/4)

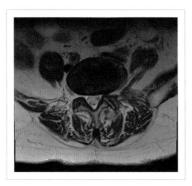

図c　腰椎MRI (L4/5)

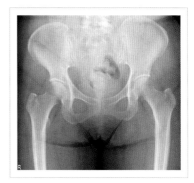

図d　両側股関節単純X線写真 (正面像)

に対する行動制限も緩和されたため体操教室も再開し、患者も運動を継続しながら痛みの調節が可能となっている。

薬物療法の限界

　貼付剤には種類によってさまざまな特徴があり、病態にあわせて使い分けることで良好な鎮痛が得られる可能性があると考えられる。痛みを軽減させることができれば、それまで妨げられていた動作や活動を行うことが可能となり、その結果として日常生活を取り戻すことが可能になると思われる。そして、活動の幅が広がることで社会生活を取り戻し、沈んでいた気持ちも回復することができると推測される。

しかし、鎮痛薬を用いることで本当に患者を治療することができるのだろうか。椎間関節性腰痛を例にもう一度治療について考えてみよう。前述したように、侵害受容性疼痛である椎間関節性腰痛に対して、NSAIDsの全身作用型貼付剤は鎮痛効果で痛みの症状を軽快させ、抗炎症作用で痛みの原因である椎間関節炎を治療することも可能であるが、これだけで十分な治療といえるのだろうか。

慢性疼痛の有病率が高い30歳代から50歳代では（図8）[23]、一般的に脊椎変性症などの可能性は高くなく、椎間関節炎が起きるのは立位や座位での姿勢や歩行方法、運動習慣などが原因で関節に負担をかけていることが考えられる。これらの問題を放置して薬物療法で関節炎だけを治療しても、一時的に症状が軽快するだけで再発を繰り返してしまう。このような場合には、しっかりと患者教育を行い生活習慣や運動習慣について継続的に介入する必要があり、患者自身による努力と工夫も必須となる。

急性痛と異なり慢性疼痛には複雑な原因や要素が絡み合っていることが多いため、原因の1つに介入するだけでなく、原因疾患を起こし得る、あるいは痛みを増強させるような要素に介入することで、初めて十分な慢性疼痛診療といえるのではないだろうか。慢性疼痛診療を行う際には運動療法や心理療法などを組み合わせた集学的な医療が必要であり、貼付剤も含めた薬物療法は治療の一部であるということを常に念頭に置くべきである。

侵害受容性疼痛ではない痛み、原因の特定できない痛みによる慢性疼痛の場合も、診療方針は同様である。慢性疼痛患者の特徴を表したfear-avoidance modelと

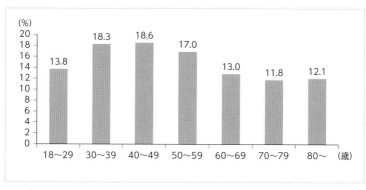

図8 | 年代別の慢性疼痛有病率

（文献23より作成）

いう痛みの悪循環に関連する図から（図9）[3,5]、痛みを抱えていると痛みそのものによる活動制限や痛みに対する不安や恐怖などが原因で不活動となり、廃用症候群や機能障害が起こることがわかる。不動化によって関節や筋の変性が起こり、痛みに対して過敏になることも以前から報告されている[24]。

　当然のことながら、不活動が原因で起こった廃用や痛みの過敏性などの改善のために必要なのは運動療法などの活動性向上である。このような患者にオピオイド鎮痛薬を使用しても筋の変性や関節機能が改善することはなく、オピオイド鎮痛薬を高用量あるいは長期間使用しても病態が改善することはない。

　オピオイド鎮痛薬を使用すればある程度の鎮痛効果が認められ、貼付剤は血中濃度の急激な上昇がないため高揚感などを感じることは少なく、比較的安全に使用できると考えるかもしれない。しかし、問題となるのは、オピオイド鎮痛薬による報酬系の賦活化作用[25]から得られる満足感や充足感によって精神依存を形成することである[26]。精神依存を形成してしまうと回復することは難しく、患者は渇望や欲求に耐えるというさらなる負担を抱えることとなる[27]。このような事態を避けるためにも、オピオイド鎮痛薬の使用については『非がん性慢性疼痛に対するオピオイド鎮痛薬処方ガ

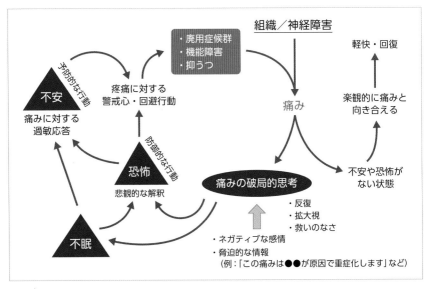

図9　痛みの悪循環 (fear-avoidance model)

（文献3、5より引用改変）

イドライン 改訂第2版』を遵守した、モルヒネ塩酸塩換算で60mg/日以下、そして使用期間は3ヵ月以内に留めることが推奨されており[4,28]、さらに運動療法や心理療法などを含めた集学的な治療が推奨されている[4,29]。

　集学的な慢性疼痛診療を行う際に、痛みを有する患者は運動療法の受け入れが難しいことも多いため、活動性向上のきっかけとして貼付剤をはじめとした薬物療法は非常に役に立つ。その際は、オピオイド鎮痛薬、非オピオイド鎮痛薬、鎮痛補助薬などの分類にかかわらず、薬物療法のような医療者から患者へ提供する医療は最小限に留めることが重要である。そして十分な患者教育を行い、患者にも積極的に治療に参加してもらうことが必要である。その結果として、『慢性疼痛治療ガイドライン』[3]、『慢性疼痛診療ガイドライン』[5]で推奨されているような運動療法や心理療法の円滑な導入、治療目標の再設定などにつながっていくのだろう。

おわりに

　痛みにはさまざまな病態があるが、これまでは貼付剤で治療を試みる場合は湿布剤として知られる局所作用型経皮吸収型消炎鎮痛薬しか選択肢がなかった。しかし近年は、フェンタニル（フェンタニルクエン酸塩）やブプレノルフィンのようなオピオイド鎮痛薬の経皮吸収型全身作用製剤や、NSAIDsの一種であるジクロフェナクナトリウムの経皮吸収型全身作用製剤も使用可能となった。慢性疼痛のような長引く痛みの症状に対して薬物血中濃度の変化を減少させて安定した鎮痛を得るための選択肢が増え、慢性疼痛に対する薬物治療の幅が広がることになるだろう。

　慢性疼痛という病態は文字通り治療が長引いている状態であるため、薬物療法においても短期的な鎮痛効果よりも長期的な治療効果と有害事象などを鑑み、数ヵ月後あるいは数年後の症状軽快を目標に、患者にとって有益となる治療法を選択するべきである。オピオイド鎮痛薬の依存乱用に関する不安が社会問題になりつつある昨今、NSAIDsの経皮吸収型全身作用製剤であるジクトル®テープが慢性疼痛に対して使用可能となったことは、これからの慢性疼痛治療によい変化を与えるかもしれない。

　しかし、われわれ医療者が気をつけなければならないのは、痛みは症状であり痛みを取り除いてもそれは対症療法であるということである。痛みを起こす原因を探索し、

おそらくは複雑であると予想されるその原因を取り除くために、さまざまな方法を組み合わせた治療が必要となる。もちろん貼付剤をはじめとした薬物療法も有効な治療法の1つであるが、運動療法や心理療法などを組み合わせた集学的な治療を行い、患者の身体面と心理面の両方に介入することで、症状軽快だけでなく行動面を活性化させ、不安の少ない日常生活を取り戻してもらうことを目標としていきたい。

文献

1) Raja SN, Carr DB, Cohen M, et al. The revised international association for the study of pain definition of pain. Pain. 2020 ; 161 : 1976-82.
2) Merskey H, Bogduk N, eds. IASP Task Force on Taxonomy. Classification of Chronic Pain, 2nd ed. Seattle : IASP Press ; 1994. pp.209-14.
3) 厚生労働行政推進調査事業費補助金慢性の痛み政策研究事業「慢性の痛み診療・教育の基盤となるシステム構築に関する研究」研究班(監). 慢性疼痛治療ガイドライン作成ワーキンググループ(編). 慢性疼痛治療ガイドライン. 東京:真興交易 医書出版部 ;2018.
4) 日本ペインクリニック学会 非がん性慢性疼痛に対するオピオイド鎮痛薬処方ガイドライン作成ワーキンググループ(編). 非がん性慢性疼痛に対するオピオイド鎮痛薬処方ガイドライン 改訂第2版. 東京:真興交易 医書出版部 ;2017.
5) 厚生労働行政推進調査事業費補助金(慢性の痛み政策研究事業)「慢性疼痛診療システムの均てん化と痛みセンター診療データベースの活用による医療向上を目指す研究」研究班(監). 慢性疼痛診療ガイドライン作成ワーキンググループ(編). 慢性疼痛診療ガイドライン. 東京:真興交易 医書出版部 ;2021.
6) 厚生労働省. 2019年 国民生活基礎調査の概況. https://www.mhlw.go.jp/toukei/saikin/hw/k-tyosa/k-tyosa19/index.html (閲覧:2022-06-29)
7) 慶應義塾大学大学院健康マネジメント研究科高木研究室 慢性疼痛患者調査研究会. 慢性疼痛患者調査. 2009.
8) 中村秀雄, 横山雄一, 元吉 悟, 他. 経皮非ステロイド性鎮痛・抗炎症剤Etofenamate gelの抗炎症および鎮痛作用. 日本薬理学雑誌. 1982 ;80 :183-94.
9) 中村秀雄, 元吉 悟, 世戸康弘, 他. 混合起炎剤誘発足蹠浮腫ならびに打撲浮腫に対する経皮非ステロイド鎮痛・抗炎症剤Etofenamate Gelの抑制作用. 薬学雑誌. 1983 ;103 :667-74.
10) Suzuki H, Kanchiku T, Imajo Y, et al. Diagnosis and Characters of Non-Specific Low Back Pain in Japan: The Yamaguchi Low Back Pain Study. PLoS One. 2016 ; 11 : e0160454.
11) ヤンセンファーマ株式会社. デュロテップ®MTパッチ添付文書. https://s3-ap-northeast-1.amazonaws.com/medley-medicine/prescriptionpdf/800155_8219700S5026_1_18.pdf (閲覧:2022-09-28)
12) 久光製薬株式会社, 協和キリン株式会社. フェントス®テープ添付文書. https://s3-apnortheast-1.amazonaws.com/medley-medicine/prescriptionpdf/650034_8219701S1025_1_24.pdf (閲覧:2022-09-28)

13) 田渕優希子, 安田哲行, 北村哲宏, 他. オピオイドによる内分泌機能異常. 日本ペインクリニック学会誌. 2013 ; 20 : 17-23.

14) 林 伸治, 高薄敏史, 山口重樹.「日本でのオピオイドクライシスを防ぐために」―製薬会社の立場から. 日本ペインクリニック学会誌. 2021 ; 28 : 245-52.

15) 独立行政法人医薬品医療機器総合機構 (PMDA). 医薬品副作用データベース. https://www.pmda.go.jp/safety/info-services/drugs/adr-info/suspected-adr/0006.html (閲覧 : 2022-06-29)

16) Rudd RA, Aleshire N, Zibbell JE, et al. Increases in Drug and Opioid Overdose Deaths--United States, 2000-2014. MMWR Morb Mortal Wkly Rep. 2016 ; 64 : 1378-82.

17) 国立精神・神経医療研究センター 精神保健研究所. 薬物依存研究部. https://www.ncnp.go.jp/nimh/yakubutsu/index.html (閲覧 : 2022-09-28)

18) 山口重樹 (編). 痛み診療におけるオピオイド治療：ブプレノルフィン貼付剤の可能性. 東京：真興交易 医書出版部 ; 2017.

19) Khanna IK, Pillarisetti S. Buprenorphine - an attractive opioid with underutilized potential in treatment of chronic pain. J Pain Res. 2015 ; 8 : 859-70.

20) ムンディファーマ株式会社. ノルスパン®テープ添付文書. https://s3-ap-northeast-1.amazonaws.com/medley-medicine/prescriptionpdf /770098_1149704S1020_1_10.pdf (閲覧 : 2022-09-28)

21) 久光製薬株式会社. ジクトル®テープ添付文書. https://s3-ap-northeast-1.amazonaws.com/medley-medicine/prescriptionpdf/650034_1147700S1028_1_06.pdf (閲覧 : 2022-09-28)

22) Taguchi T, Yamaguchi S, Terahara T, et al. Safety of Long —term Administration of a Systemic —acting Diclofenac Sodium Patch (HP —3150) in Japanese Patients with Low Back Pain. Jpn Pharmacol Ther (薬理と治療). 2022 ; 50 : 213-27.

23) Nakamura M, Nishiwaki Y, Ushida T, et al. Prevalence and characteristics of chronic musculoskeletal pain in Japan. J Orthop Sci. 2011 ; 16 : 424-32.

24) 山本 綾, 古島泰子, 長谷川多美子, 他. ラット足関節不動化による活動制限は痛みを促進する. 理学療法学. 2009 ; 36 : 305-11.

25) Nutt DJ. Addiction: brain mechanisms and their treatment implications. Lancet. 1996 ; 347 : 31-6.

26) 吉澤一巳, 成田 年, 鈴木 勉.『医療用麻薬の適正使用のために』オピオイド鎮痛薬と精神依存. 日本薬理学雑誌. 2013 ; 142 : 22-7.

27) 田口敏彦, 飯田宏樹, 牛田享宏 (監). 野口光一, 矢吹省司, 上園晶一, 他 (編). 疼痛医学. 東京：医学書院 ; 2020.

28) 木村嘉之, 山口重樹. オピオイド鎮痛薬の乱用・依存問題―適正使用とガイドライン―. 日本臨牀. 2019 ; 77 : 2065-70.

29) 木村嘉之. 慢性疼痛に対するオピオイド鎮痛薬の適正使用とガイドラインの役割. ペインクリニック. 2018 ; 39 : 1603-10.

索引

欧文

A　AUC（血中濃度－時間曲線下面積） ································· 30

C　COX ·· 62, 63

　　COX-2 ·· 75, 78, 94, 97

D　DDS (drug delivery system) ···························· 16

F　fear-avoidance model ······························· 99, 100

M　MS温シップ ·· 23

　　MS冷シップ ·· 15, 23

N　NSAIDs (non-steroidal anti-inflammatory drugs) ······2, 15, 16, 18, 19, 20, 24, 25, 38, 62, 64, 65, 69, 72, 73, 75, 78, 83, 87, 94, 96, 99, 101

T　TDDS (transdermal drug delivery system) ··············· 20

　　TRPM8 (transient receptor potential melastatin 8) ········ 14, 24

　　TRPV1 (transient receptor potential vanilloid 1) ········· 14, 22, 24

　　TTS (transdermal therapeutic system) ················ 16, 24

Q　QOL ··· 78, 85

W　WHO三段階除痛ラダー ························· 48, 49, 51, 63, 64

和文

あ アセトアミノフェン ··· 38, 58, 64

アリール酢酸 ··· 16, 23

罨法 ·· 9

い 痛みの悪循環 (fear-avoidance model) ······························· 100

痛みの悪循環に関連する図 ··· 100

インドメタシン ·· 16, 23

う 運動療法 ······································ 57, 55, 101, 102

嘔吐 ·· 38

お オキシコドン ·· 52, 60, 62, 66, 67, 71, 76

オクタノール／水分配係数 ·· 28, 29

悪心 ·· 38

オピオイド ··· 19

オピオイド鎮痛薬 ···················· 36, 37, 38, 48, 51, 52, 56, 64, 65, 72, 75, 78, 82,
83, 84, 85, 88, 89, 90, 91, 92, 93, 100, 101

オピオイドナイーブ ··· 58, 60

温感 ··· 12, 14, 15, 22, 24

温度感受性 transient receptor potential melastatin 8 (TRPM8) チャネル ··············· 22

か ガイドライン ······························· 49, 50, 72, 75, 82, 83, 84, 85, 100, 101

潰瘍 ··· 41, 75, 78

外用刺激型 ·· 11

肩関節周囲炎 ·· 20, 38, 83, 94

肩こり ·· 17

カプサイシン ··· 14, 22

かぶれ ··· 57, 68

関節リウマチ ··· 63, 83

がん疼痛 ‥‥‥‥‥‥‥‥‥‥‥‥‥ 19, 20, 38, 48, 50, 51, 53, 54, 58, 60, 64, 65, 78, 89

カンフル ‥‥‥‥‥‥‥‥‥‥‥‥‥‥‥‥‥‥‥‥‥‥‥‥‥‥‥‥‥‥‥ 14, 15, 23

き 局所作用 ‥‥‥‥‥‥‥‥‥‥‥‥‥‥‥‥‥‥‥‥‥‥‥‥‥‥ 16, 24, 101

局所作用型 ‥‥‥‥‥‥‥‥‥‥‥‥‥‥‥‥‥‥‥‥‥‥‥‥‥‥‥‥‥‥ 18

筋・筋膜症候群 ‥‥‥‥‥‥‥‥‥‥‥‥‥‥‥‥‥‥‥‥‥‥‥‥‥ 93, 94

筋・筋膜性 ‥‥‥‥‥‥‥‥‥‥‥‥‥‥‥‥‥‥‥‥‥‥‥‥‥‥‥ 87, 94

け 頸肩腕症候群 ‥‥‥‥‥‥‥‥‥‥‥‥‥‥‥‥‥‥‥‥‥‥ 20, 38, 94

経皮吸収 ‥‥‥‥‥‥‥‥‥ 16, 17, 18, 19, 20, 22, 24, 27, 28, 29, 30, 31, 32, 36, 38, 49, 51, 53, 55, 56, 57, 62, 63, 64, 78, 83, 85, 87, 88, 89, 91, 93, 94, 97, 101

経皮吸収治療システム ‥‥‥‥‥‥‥‥‥‥‥‥‥‥‥‥‥‥‥‥ 16, 24

経皮薬物送達システム ‥‥‥‥‥‥‥‥‥‥‥‥‥‥‥‥‥‥‥‥‥‥ 20

ケトプロフェン ‥‥‥‥‥‥‥‥‥‥‥‥‥‥‥‥‥‥‥‥‥‥‥‥ 16, 23

腱周囲炎 ‥‥‥‥‥‥‥‥‥‥‥‥‥‥‥‥‥‥‥‥‥‥‥‥‥‥‥‥‥ 83

腱鞘炎 ‥‥‥‥‥‥‥‥‥‥‥‥‥‥‥‥‥‥‥‥‥‥‥‥ 20, 38, 83, 94

こ 紅斑 ‥‥‥‥‥‥‥‥‥‥‥‥‥‥‥‥‥‥‥‥‥‥‥‥‥‥‥‥‥‥‥ 39

さ サリチル酸 ‥‥‥‥‥‥‥‥‥‥‥‥‥‥‥‥‥‥‥‥ 2, 10, 11, 14, 18

サリチル酸メチル ‥‥‥‥‥‥‥‥‥‥‥‥‥‥‥‥‥‥ 9, 15, 22, 23

サロンシップ® ‥‥‥‥‥‥‥‥‥‥‥‥‥‥‥‥‥‥‥‥‥‥‥‥‥‥ 23

サロンパス® ‥‥‥‥‥‥‥‥‥‥‥‥‥‥‥‥‥‥‥‥‥‥‥‥‥‥‥ 11

し ジクトル® ‥‥‥‥‥‥‥ 20, 25, 38, 39, 40, 41, 42, 43, 63, 64, 65, 66, 67, 68, 69, 70, 71, 74, 78, 93, 94, 95, 97, 101

シクロオキシゲナーゼ（COX） ‥‥‥‥‥‥‥‥‥‥‥‥‥‥‥‥ 62, 63

ジクロフェナク ‥‥‥‥‥‥‥‥ 16, 20, 23, 24, 25, 38, 41, 42, 43, 62, 63, 64, 65, 69, 78, 79, 93, 94, 95, 101

消炎鎮痛薬 ‥‥‥‥‥‥‥‥‥‥‥‥‥‥‥‥‥‥‥‥‥‥ 11, 17, 18, 24

脂溶性 ‥‥‥‥‥‥‥‥‥‥‥‥‥‥‥‥‥‥‥‥‥‥‥‥‥‥ 28, 29, 32

生薬 ……………………………………………………………………… 7, 11

初回通過効果 ………………………………………………………… 24, 25, 26

侵害受容性疼痛 ……………………………………………………… 94, 99

神経障害性疼痛 ……………………………………………………… 78, 83, 85

親水性 …………………………………………………………………… 28

心理療法 …………………………………………………………… 99, 101, 102

す　ハイドロゲル ……………… 54, 55, 60, 62, 67, 68, 71, 74, 76, 78, 82

頭痛 …………………………………………………………………… 70

せ　生活の質 ……………………………………………………………… 85

生物学的利用率 ……………………………………………………… 24, 25

セイヨウシロヤナギ ………………………………………………… 10

脊柱管狭窄症 ………………………………………………………… 87, 93, 97

脊椎変性症 …………………………………………………………… 99

線維筋痛症 …………………………………………………………… 83, 85

全身作用 ………… 20, 24, 28, 29, 30, 38, 49, 62, 63, 64, 78, 99, 101

全身作用型 …………………………………………………………… 18

仙腸関節炎 …………………………………………………………… 97

仙腸関節性 …………………………………………………………… 87, 93

そ　そう痒感 ……………………………………………………………… 39

疎水性 …………………………………………………………………… 28

ソフラチュール® ……………………………………………………… 22

た　タイトレーション ………………………………… 58, 62, 66, 71, 74

つ　椎間関節炎 …………………………………………………… 93, 94, 97, 99

椎間関節性 …………………………………………………… 87, 93, 94, 99

椎間板ヘルニア ……………………………………………………… 87, 93, 97

て	テープ	64, 89, 94, 95, 97, 101
	テープ剤	2, 17, 22, 23, 87
	デュロテップ®	19, 25, 32, 33, 35, 52, 53, 54, 55, 83, 84, 88, 89
と	トウガラシエキス	14, 22, 23
の	ノルスパン®	19, 25, 31, 36, 37, 52, 84, 88, 91
は	パッチ	50, 51, 54, 55, 89
	パップ剤	2, 3, 4, 7, 8, 9, 10, 11, 12, 13, 15, 17, 22, 23, 87
ひ	非オピオイド鎮痛薬	19, 36, 85, 93, 101
	非ステロイド性抗炎症薬	2, 24, 25, 62
ふ	フェニル酢酸	62
	フェルビナク	16, 23
	フェンタニル	19, 24, 25, 29, 30, 31, 32, 33, 34, 35, 38, 48, 49, 50, 53, 55, 56, 58, 60, 71, 74, 78, 79, 82, 83, 84, 88, 89, 90, 101
	フェンタニル濃度	91
	フェントス®	19, 25, 32, 34, 35, 52, 55, 56, 57, 58, 60, 62, 65, 71, 72, 74, 76, 83, 84, 89, 90, 91
	ブプレノルフィン	19, 24, 25, 29, 36, 37, 48, 82, 85, 88, 91, 92, 93, 101
	プラスター剤	4, 17, 87
	フルルビプロフェン	16, 23, 64, 74, 77, 78
	プロピオン酸	16, 23
	分子量	29, 32
へ	変形性関節症	19, 36, 63, 83, 85, 93
	変形性腰椎症	97
	ペンレス®	22
ま	マトリックス制御型	51, 53
	慢性疼痛	19, 32, 36, 38, 56, 82, 83, 84, 85, 86, 87, 88, 89, 91, 92, 93, 94, 99, 101

め	メントール ……………………………………………………… 2, 11, 14, 15, 22, 23
も	モーラス® ……………………………………………………………… 18, 83
	モーラス®パップ ……………………………………………………… 23
	モルヒネ …………………………………… 50, 52, 54, 55, 60, 83, 84, 101
や	薬物送達システム ……………………………………………………… 16
ゆ	融点 ………………………………………………………………… 29, 30
よ	腰痛 ……………………………………… 17, 18, 87, 94, 95, 97, 99
	腰痛症 …………………………………… 19, 36, 38, 83, 85, 93, 94
り	リザーバー型 ……………………………………………………… 51, 53
れ	冷感 ……………………………………………… 12, 14, 15, 22, 24
	レスキュー ……………………………………… 58, 60, 71, 76, 78
ろ	ロキソニン® ……………………………………………………………… 83
	ロキソニン®パップ …………………………………………………… 23
	ロキソプロフェン ……………………………………… 16, 23, 58, 68
わ	ワンデュロ® ……………………………… 25, 32, 35, 52, 83, 84, 88, 90